自信をもって正しく巻ける

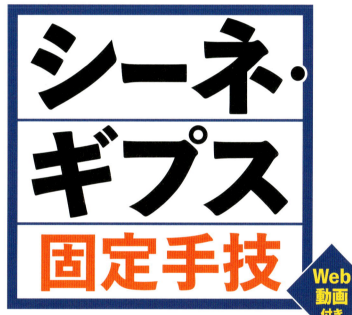

Web動画付き

事前準備 から 完成・患者指示 まで、
専門医がいなくても迷わずに対応できる！

著
高畑智嗣

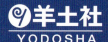

謹告

本書に記載されている診断法・治療法に関しては，発行時点における最新の情報に基づき，正確を期するよう，著者ならびに出版社はそれぞれ最善の努力を払っております．しかし，医学，医療の進歩により，記載された内容が正確かつ完全ではなくなる場合もございます．

したがって，実際の診断法・治療法で，熟知していない，あるいは汎用されていない新薬をはじめとする医薬品の使用，検査の実施および判読にあたっては，まず医薬品添付文書や機器および試薬の説明書で確認され，また診療技術に関しては十分考慮されたうえで，常に細心の注意を払われるようお願いいたします．

本書記載の診断法・治療法・医薬品・検査法・疾患への適応などが，その後の医学研究ならびに医療の進歩により本書発行後に変更された場合，その診断法・治療法・医薬品・検査法・疾患への適応などによる不測の事故に対して，著者ならびに出版社はその責を負いかねますのでご了承ください．

❖ **本書関連情報のメール通知サービスをご利用ください**

メール通知サービスにご登録いただいた方には，本書に関する下記情報をメールにてお知らせいたしますので，ご登録ください．

・本書発行後の更新情報や修正情報（正誤表情報）
・本書の改訂情報
・本書に関連した書籍やコンテンツ，セミナーなどに関する情報

※ご登録の際は，羊土社会員のログイン/新規登録が必要です

ご登録はこちらから

# 序

　救急・当直で遭遇した患者に外固定が必要なとき，外科系医師が不在のために研修医や内科系医師だけで対応せざるを得ない場面は少なくないと思います．その際の役に立つように，本書を作成しました．巻頭の「外傷別の外固定早見表」(p.6)で適応する外固定を確認し，該当ページを参照して頑張って作成してください．なお，できれば事前に「合併症」と「患者への説明と指導」(p.21〜25)，「フェルトパッド付きスプリント材の準備」と「包帯の巻き方」(p.34〜41)は通読していただきたいです．

　また，実は整形外科医であっても外固定が不得意な人は多いです．本書はそのような人にも有用です．あなたが整形外科医であれば，全編を通読してください．自分が教わり常用する外固定と，本書が勧める外固定が違うかもしれないからです．

　適切な外固定は，患者の痛みを軽減してADLを改善し，受傷部の安静を保ってその後の治療を助けます．救急の外固定でも，その影響は決して小さくないのです．本書が，受傷した患者の回復の一助になればと願っています．

2024年9月

JAかみつが厚生連 上都賀総合病院 整形外科

高畑智嗣

自信をもって正しく巻ける
# シーネ・ギプス固定手技

# 目 次

- 序 ... 3
- 外傷別の外固定早見表 ... 6
- 動画視聴ページのご案内 ... 8

## 第1章　総論
1）外固定の目的と目標 ... 10
2）外固定に関する用語 ... 11
3）外固定材と道具 ... 14
4）外固定作成のポイント ... 19
5）合併症 ... 21
6）患者への説明と指導 ... 24

## 第2章　各論

### §1 整復とシーネ固定の基本
1）整復法 ... 26
2）三点固定 ... 30
3）フェルトパッド付きスプリント材の準備 (movie) ... 34
4）包帯の巻き方 (movie) ... 38

### §2 上肢外固定の作成
1）上肢の懸垂 (movie) ... 42
2）上肢の体幹固定 ... 46
3）長上肢シーネ (movie) ... 50

4）上腕U字シーネ movie ……………………………………………… 54
　5）上肢バイバルブシーネ（前腕重視） movie …………………………… 60
　6）前腕シーネ movie ………………………………………………………… 66
　7）前腕逆シュガートング movie …………………………………………… 72
　8）前腕シュガートング movie ……………………………………………… 78
　9）指の外固定 …………………………………………………………… 84

## §3 下肢外固定の作成
　1）長下肢シーネ（2枚重ね） movie ……………………………………… 88
　2）長下肢バイバルブシーネ movie ………………………………………… 92
　3）短下肢シーネ movie ……………………………………………………… 98
　4）下腿U字シーネ movie …………………………………………………… 104
　5）下腿足板付きU字シーネ movie ………………………………………… 110

## §4 基本的なギプス作成法
　1）ギプス巻きの基本 …………………………………………………… 116
　2）長上肢ギプス movie ……………………………………………………… 120
　3）前腕ギプス movie ………………………………………………………… 124
　4）下腿ギプス movie ………………………………………………………… 128
　5）ギプスの切り方 movie …………………………………………………… 132

■ 索引 ……………………………………………………………………… 137

column

- 装具のようなスプリント材　15
- 熱可塑性スプリント材は手指に有用です　16
- モールディング　20
- 橈骨遠位端骨折にシュガートングを勧めない訳　136
- ギプスやシーネをトリミングするには　136
- キャスティングテープからシーネを作る方法　136

# 外傷別の外固定早見表

専門家紹介までの救急対応を想定（ギプスは除外／①②は望ましい順番／ ▨ は本書に非収載）

| | 外傷 | 外固定・手技 | ページ数 |
|---|---|---|---|
| 上肢骨折 | 鎖骨骨折 | ①上肢の懸垂 | p.42 |
| | | ②鎖骨骨折用装具 | |
| | 上腕骨頚部骨折 | 上肢の体幹固定 | p.46 |
| | 上腕骨骨幹部骨折 | 上腕U字シーネ | p.54 |
| | 上腕骨顆上骨折 | 長上肢シーネ | p.50 |
| | 上腕骨顆部の骨折 | 長上肢シーネ（手まで固定） | p.50 |
| | 肘頭骨折 | 長上肢シーネ | p.50 |
| | 橈骨頭骨折 橈骨頚部骨折 | 長上肢シーネ（手まで固定） | p.50 |
| | 前腕骨骨幹部骨折 | ①上肢バイバルブシーネ | p.60 |
| | | ②前腕シュガートング | p.78 |
| | 橈骨遠位端骨折 | ①前腕逆シュガートング | p.72 |
| | | ②前腕シーネ | p.66 |
| | 舟状骨骨折 | ①サムスパイカシーネ | (コラム p.136) |
| | | ②前腕逆シュガートング | p.72 |
| | 中手骨骨折 | 前腕逆シュガートング | p.72 |
| | 指節骨骨折 | 指の外固定 | p.84 |
| 上肢脱臼・捻挫 | 肩関節脱臼 | 上肢の体幹固定 | p.46 |
| | 肘関節脱臼 | 長上肢シーネ | p.50 |
| | 橈骨頭脱臼 | 長上肢シーネ（手まで固定） | p.50 |
| | 遠位橈尺関節の脱臼 | ①前腕シュガートング | p.78 |
| | | ②上肢バイバルブシーネ | p.60 |
| | 手関節捻挫 | ①前腕逆シュガートング | p.72 |
| | | ②前腕シーネ | p.66 |
| | 指関節脱臼 | 指の外固定 | p.84 |

| | 外傷 | 外固定・手技 | ページ数 |
|---|---|---|---|
| 下肢骨折 | 大腿骨頸部骨折<br>大腿骨転子部骨折 | 外固定の適応はない | — |
| | 大腿骨転子下骨折<br>大腿骨骨幹部骨折 | 外固定の適応はない | — |
| | 大腿骨顆上骨折<br>大腿骨顆部骨折 | 長下肢バイバルブシーネ | p.92 |
| | 脛骨高原骨折 | 長下肢バイバルブシーネ | p.92 |
| | | 長下肢シーネ（2枚重ね） | p.88 |
| | 脛骨骨幹部骨折 | 長下肢バイバルブシーネ | p.92 |
| | 脛骨遠位端骨折<br>（ピロン骨折） | ①創外固定 | |
| | | ②下腿足板付きU字シーネ | p.110 |
| | | ③短下肢シーネ | p.98 |
| | 足関節果部骨折<br>(ただし，距骨の後方への転位が主ならば，①短下肢シーネとなる) | ①下腿足板付きU字シーネ | p.110 |
| | | ②下腿U字シーネ | p.104 |
| | | ③短下肢シーネ | p.98 |
| | 足関節果部骨折<br>（側方脱臼を合併） | 下腿足板付きU字シーネ | p.110 |
| | | 下腿U字シーネ | p.104 |
| | 踵骨骨折 | 短下肢シーネ | p.98 |
| | 中足骨骨折 | 短下肢シーネ | p.98 |
| | 趾節骨骨折 | 指の外固定に準じる | p.84 |
| 下肢脱臼・捻挫・腱断裂 | 股関節脱臼 | 外固定の適応はない | — |
| | 膝関節脱臼 | 長下肢シーネ（2枚重ね）<br>（末梢の血流をチェックすること） | p.88 |
| | 足関節捻挫 | ①短下肢シーネ | p.98 |
| | | ②下腿U字シーネ | p.104 |
| | アキレス腱断裂 | 短下肢シーネ | p.98 |
| | リスフラン関節脱臼 | 短下肢シーネ | p.98 |
| | 趾関節脱臼 | 指の外固定に準じる | p.84 |

# 動画視聴ページのご案内

本書内で (movie●) マークのある項目では，
本文や図に対応した動画を視聴することができます．

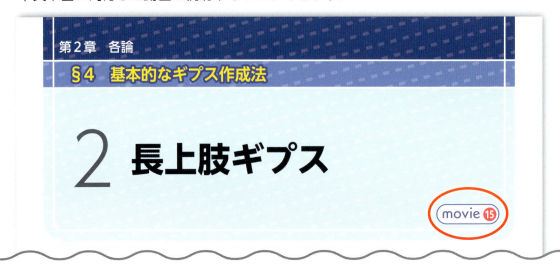

下記の方法でアクセスいただけます

### 利用手順

**1** 右の二次元バーコードを読み取り羊土社ホームページ内
[書籍特典] ページにアクセスして下さい

（下記URL入力または「羊土社」で検索して
羊土社ホームページのトップページからもアクセスいただけます
**https://www.yodosha.co.jp/**）

**2** ・羊土社会員の方　　　➡　ログインして下さい
　・羊土社会員でない方　➡　[新規登録ページ] よりお手続きのうえ
　　　　　　　　　　　　　　ログインして下さい

**3** 書籍特典ページ の登録欄に下記コードをご入力ください

　　コード： **cwe** - **guol** - **hihl** ※すべて半角アルファベット小文字

**4** 本書特典ページへのリンクが表示されます

※ 羊土社会員の登録が必要です．2回目以降のご利用の際はコード入力は不要です
※ 羊土社会員の詳細につきましては，羊土社HPをご覧ください
※ 付録特典サービスは，予告なく休止または中止することがございます．
　本サービスの提供情報は羊土社HPをご参照ください．

自信をもって正しく巻ける
## シーネ・ギプス固定手技
事前準備から完成・患者指示まで、
専門医がいなくても迷わずに対応できる！

第1章　総論

# 1 外固定の目的と目標

　外固定の目的は，短期と長期で少し違います．

　短期目的は**鎮痛とADL拡大**です．すなわち，他院への搬送や手術待機を痛みなく安全に実施できて，その間のADLを拡大させることです．そのため，外固定後に身体を動かして患部が痛いようなら，その外固定は失敗です．

　一方で，長期目的は**損傷部位の治癒**，すなわち保存療法の成功です．ただし，関節拘縮や筋力低下を最小限にとどめる必要があります．

　目的を達成できない外固定は「害固定」と言わざるを得ません．しかし，治療初期では短期目的を達成できれば合格です．

　これらの目的達成のために外固定が目標とするのは，**骨の安定不動**です．そのため，外固定を作る際には骨を意識してください．そして，外固定は軟部組織を介して骨を制動するのですから，骨の周囲にある筋肉や皮下組織や皮膚も意識することが重要です．

# 第1章 総論

# 2 外固定に関する用語

本項では，整形外科医がよく使う用語を説明します．

## 1 シーネ／スプリント

英語ではスプリントですが，ドイツ語由来のシーネと呼ぶ医師が多いです．体表に硬い板を当て，身体ごと包帯で巻いて四肢を安定化させるものをいいます．シーネはその当て方により，身体の一側のみに当てる単純なシーネ，2枚で身体をはさむバイバルブシーネ，長いシーネを折り曲げて身体をはさむU字シーネ（シュガートング，シュガータンともいう）に分けられます（図1）．

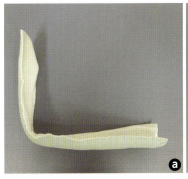
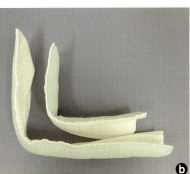
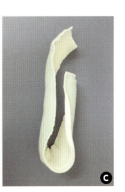

**図1　シーネの種類**
ⓐシーネ
ⓑバイバルブシーネ
ⓒU字シーネ（シュガートング）

## 2 ギプス／キャスト

包帯状のキャスティングテープで身体を何周も巻いたものが硬化した，身体の全周を包み込む円筒状の外固定のことで，英語ではキャストです．ギプスとは，ドイツ語由来で本来は石膏

の意味ですが，外固定の素材に石膏が使われなくなった今も円筒状の外固定をギプスと呼ぶ医師が多いです．シーネと異なり，基本的に整形外科医がすべき処置であり，初期研修医だけでギプスを作成するのは好ましくありません．

## 3 装具

シーネやギプスは医師が患者ごとに作成するもので，患者による着脱が困難です．それに対して，企業が製品化して販売し，面ファスナー（ベルクロ®やマジックテープ®）などを用いて着脱可能なものを「装具」と呼ぶことが多いです．外固定に含まれますがギプス料では算定できず，患者が購入して後日社会保険から一部返金される仕組みのため，精算が少々面倒です．着脱容易はメリットですが，外してほしくない状況で患者が勝手に外すリスクがあります．

## 4 上肢の懸垂 （第2章 §2-1「上肢の懸垂」参照）

### 1 三角巾 （図2ⓐ）

上肢を首から下垂する場合に用います．それ以外にもさまざまな使用法がありますが，ここでは省略します．前腕を面で支えられるのが利点で，三角巾の直角部分を小さく縛ると肘の収まりがよいです．しかし，前腕部分が水平にならないのが欠点で，シーネ固定された前腕など面で支える必要がない場合は，後述するカラーカフの方がよいです．また，患者は高率に付け方を間違えるので，丁寧な指導が必要です．

### 2 カラーカフ （図2ⓑ）

前腕を首から下げる際に使います．三角巾による下垂に比べて，前腕を地面に水平に保つことができ，着脱が容易な点で優れています．2号のストッキネットが調達容易ですが，ストッキネットは翌日には必ず伸びるので，家族に締め直すよう指示します．三角巾を幅5cmくらいの帯のように畳んで用いてもよく，こちらは伸びないため，締め直しの指示は不要です．

### 3 アームスリング（アームホルダー，腕吊りサポーター） （図2ⓒ）

各社が市販しており，素材もさまざまです．前腕を面で支え，水平を維持できるので優れていますが，三角巾やストッキネットよりは高価です．診療では三角巾を処方し，患者には通信販売でアームスリングを購入することを提案してもよいでしょう．

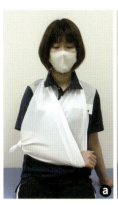 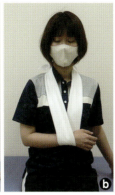 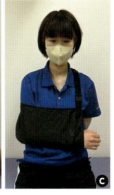

図2　懸垂の方法
ⓐ三角巾
ⓑカラーカフ
ⓒアームスリング

## 5 体幹固定 （第2章§2-2「上肢の体幹固定」参照）

　上肢を体幹につけて体幹ごと包帯などで固定して，肩関節〜上腕骨骨幹部を安定させることをいいます．肩関節周辺の骨折／脱臼や，上腕骨骨幹部骨折の際に用います．

　手順は，肘を屈曲して前腕を腹部に接触させ，首から懸垂します．次いで包帯や肋骨固定用の装具（バストバンド，リブバンド）で体幹ごと上肢を巻きます．首からの懸垂は，前述したように三角巾では前腕が地面に水平にならないので，カラーカフやアームスリングの方がよいです．包帯や装具はカラーカフや三角巾の上から装着しますが，前腕を巻き込むとより安定します．上腕骨骨幹部骨折の場合は，後述する上腕U字シーネ（第2章§2-4「上腕U字シーネ」参照）と併用します．

第1章　総論

# 3 外固定材と道具

本項では，外固定に用いる材料や道具について解説します．

## 1 シーネ関係

### 1 包帯（図1）（第2章§1-4「包帯の巻き方」参照）

大きく分けて3種類あります．**伸縮包帯**（ⓐ）は薄くてよく伸びる素材で，四肢に当てたガーゼを固定するのに適しますが，シーネの固定には弱いです．**弾力包帯**（ⓑ）（エラスコット®，エルウェーブ®など）も伸びますが，より厚い素材でしっかりしており，シーネの固定に適します．シーネを用いずに弾力包帯のみを巻いても少しの固定性があるので，軽傷の捻挫に対して関節の制動と腫脹軽減を目的に用いることがあります．**非伸縮包帯**（ⓒ）（伸びない包帯，巻軸帯）は伸びないために巻きにくく，ズレやすいので，最近は常備していない病院も多いです．しかしシーネの固定性は最もよいので，筆者はシーネの固定には伸びない包帯を勧めます．

### 2 フェルトパッド付きスプリント材（図2）（第2章§1-3「フェルトパッド付きスプリント材の準備」参照）

一般名ではなく商品名で呼ばれていることが多いと思います（オルソグラス®，ライトスプリントなど）．水分で硬化する芯材をフェルトパッドで包んだ構造で，数メートル分が巻かれており，必要分を切りとって使います．空気中の水分でも硬化するので厳密に密封されており，切りとった残りは断端を押し込んで専用器具で再密封しないと，残りも硬化してしまいます．多くは硬化させるために，水に浸けるか水をかけます．続いて巻くか絞るかして水を切り，さらに乾いたタオルで巻くか叩くかして水分をとります．そして患者に装着して包帯を巻いて固定し，硬化を待ちます．

芯材はグラスファイバーとポリエステルの2種類があり，一般的にグラスファイバーの方が強いですが，グラスファイバーは切断端がチクチクして痛い傾向があります．なお，水に浸ける作業の別法として，フェルトパッドを剥がして芯材をとり出し，水に浸けてから絞り，元の位置に戻してフェルトパッドで包む方法もあります．

上肢に用いる場合のサイズは手関節には3インチ（または3号，以下同じ），肘関節には3〜4インチが目安です．また，下肢に用いる場合は足関節には4インチ，膝関節には4〜5インチが目安ですが，下肢で使用するには強度不足の傾向があり，2枚重ねかバイバルブシーネにすることを勧めます．

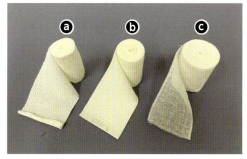

図1 包帯の種類
ⓐ伸縮包帯
ⓑ弾力包帯
ⓒ非伸縮包帯

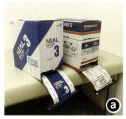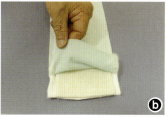

図2 フェルトパッド付きスプリント材
ⓐ数メートル分が巻かれて箱に入っている
ⓑフェルトパッドを剥がすと芯材が出てくる

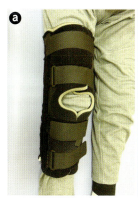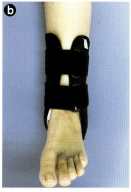

図3 装具のようなスプリント材
ⓐ膝関節用
ⓑ足関節用

## 3 装具のようなスプリント材（図3）

　適切な一般名がないらしく，商品名で呼ばれていることが多いと思います（ハイブリッドシーネ，フィットキュア®など）．見た目は面ファスナーなどがついた装具ですが，患者の身体に合わせて硬化する芯材が含まれるので，ギプス料で算定します．関節ごとに専用の製品を用います．既成の装具に比較すると，精算が煩わしくないのと適合性のよいことが利点です．

> **column　装具のようなスプリント材**
>
> 　装具のようなスプリント材は，面ファスナーやバックルがついているので一見すると装具のようですが，スプリント材と同様の芯材が患者の体表に応じて硬化します．そのためギプスやシーネと同じ扱いとなり，ギプス料で算定するので，請求業務がシンプルです．作成が簡便で見栄えがよく着脱容易であり，各社がさまざまな部位に対応した商品を増やしています．便利なので活用していただいてよいですが，現在のところ，足関節用を除けば芯材が一面のみの商品ばかりです．固定性を重視するなら，2枚のスプリント材ではさみ込むバイバルブシーネやシュガートングの方がよいです（図2）．

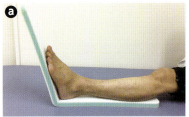
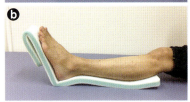
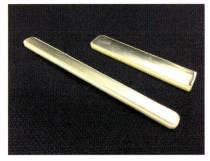

図5 アルミ副子

図4 クラーメルシーネ
ⓐ単純な曲げ方
ⓑ丁寧に曲げると安定がよい

## 4 クラーメルシーネ（図4）

　針金をはしご状に組んだシーネをクラーメルシーネといい，かつては綿や包帯で包んで使っていましたが，今はスポンジで包んだ製品がメーカーより販売され，ソフトスプリントなどの商品名が付いています．身体の形に合わせて折り曲げてから装着します．簡便なので救急隊はよく使用しますが，強度が弱いので，よほど急ぐときを除きお勧めしません．

## 5 アルミ副子（図5）（第2章§2-9「指の外固定」②-④〜⑥参照）

　アルフェンス®などと商品名で呼ばれていることが多いと思います．アルミの板にスポンジが貼ってあり，身体の形に合わせて折り曲げてから装着します．細いサイズが指〜手の外固定に重宝しますが，折り曲げるのに手間取るので，指以外ではあまり使いません．

## 6 熱可塑性スプリント材（図6）

　各社がさまざまな製品を販売しており，多くは70℃程度の高温で軟化し，温度が下がると硬化します．再加熱で修正や繰り返し使用ができるものが多いです．手指の外固定に適しており，アルミ副子よりも適合性のよい外固定が短時間で作成できます．

> **column　熱可塑性スプリント材は手指に有用です**
>
> 　指や手の外固定には熱可塑性スプリント材が有用なことがあります．筆者はルナキャスト（イワツキ株式会社，東京）を愛用しています．商品名はキャストですが，シーネに用います．70℃で軟化する性質で，電気ケトルの熱湯と紙コップと紙タオル（軟化したスプリント材から湯をとり除く）があれば使用できます．ルナキャストは硬化するとベタつかないので，着脱する指装具に好適です．

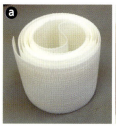
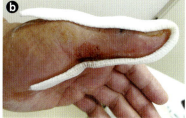

図6　熱可塑性スプリント材
ⓐロールから切り出して使う（ルナキャスト）
ⓑ母指に装着したところ

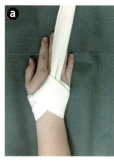
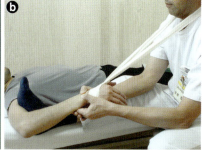

図7　ストッキネットで牽引
ⓐ一方を手関節に回します
ⓑもう一方を術者の首にかけて橈骨遠位端骨折を牽引します

## 2 ギプス関係 (第2章 §4-1「ギプス巻きの基本」参照)

### 1 キャスティングテープ／ギプス包帯

　昔は綿包帯を石膏の粉で被覆しましたが，今はグラスファイバー製の伸びる包帯を，水分で硬化する接着剤で被覆しています．接着剤は頑固にベタつくので，必ず手袋を装着して扱います．密封を破ってとり出してから水に浸け，水分を切ってから患者に巻きます．伸縮性があるので巻きやすいです．3〜5分で硬化し，硬化する際に少し発熱します．X線透過性がよい（X線写真で骨がよく見える）ポリエステル製もあります．

### 2 下巻き綿

　ギプス巻きの際の必需品で，体表とギプスの間でクッションの役割を果たします．普通はストッキネットをかぶせた上に下巻き綿を巻き，その上にキャスティングテープを巻きます．下巻き綿は縦にも伸びる方が巻きやすいです．色は青などの濃い色がよく，これによりギプスの局所的に薄い部分（すなわち弱い部分）が色でわかるので便利です．

### 3 ストッキネット

　下巻きチューブ包帯，チューブ状下巻き包帯とも呼ばれます．ギプス巻きの際の必需品で，必要な長さを切りとって使います．チューブ状の内腔に四肢や体幹を挿入し，次いで下巻き綿を巻き，その上からキャスティングテープを巻きます．それ以外にも，カラーカフ（前述）に使いますし，牽引にも使うことがあります（図7）．シーネを包むのにも重宝します（第2章 §4-5「ギプスの切り方」 ② - ⑧ 参照）．

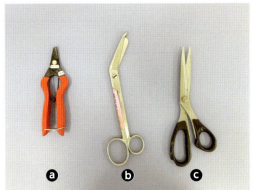

図8　ハサミ
ⓐ採果ハサミ
ⓑギプス剪刀
ⓒ普通のハサミ

# 3 道具／工具

## 1 ハサミ（図8）（第2章§4-1「ギプス巻きの基本」 2 - 8 参照）

　ギプスを除去するときは，ストッキネットや下巻き綿を切るために，ハサミの先端を身体に接して差し込む必要があります．ギプス剪刀は，そのような場合に身体を傷つけないよう，ハサミの一方の先端が鈍になっています．フェルトパッド付きスプリント材やストッキネットを必要な長さだけ切り出す場合は普通のハサミで問題ありません．巻き終わったギプスの端を細かくトリミングするには普通のハサミは使いにくく危険であり，ホームセンターで売っている採果ハサミが使いやすいです．

## 2 ギプスカッター（第2章§4-5「ギプスの切り方」参照）

　電動ギプスカッターの刃の動きは回転ではなく振動なので，硬いものは切れますが，柔らかい人体は切れません．しかし，骨突出部の直上に当てたり，ギプスカッターを動かしながら切ったりすると，皮膚を傷つけることがあります．摩擦熱で発熱するので，同じ場所で時間がかかると高熱になり，熱傷の恐れもあります．刃をギプスに向けて押して切り，切れたら少し位置をずらして同様の操作をし，これの繰り返しで切断を拡大していきます．押した際に人体に向かって深く入りすぎないように，ギプスカッターを握る手の母指か示指をギプスに添えます．あるいはギプスカッターを握る手とギプスの間に，反対側の手を差し込みます．ギプスカッターの刃が鈍ってきたら，刃の向きを変えるか交換します．

## 3 ギプス開排器（第2章§4-5「ギプスの切り方」参照）

　キャストスプレッダーともいいます．ギプス除去時の必需品です．ギプスカッターは硬化したキャスティングテープは切れても，その下の下巻き綿とストッキネットは切れません．ギプスカッターによる切れ目にこのギプス開排器を挿入して隙間を拡大し，そこへギプス剪刀を挿入して下巻き綿とストッキネットを切ります．

# 4 外固定作成のポイント

外固定の目標である骨の安定不動には，外固定の「強さ」「長さ」「きつさ」が重要です．

## 1 強さ

外固定自体が弱いと骨は安定しません．一般的に，慣れない人が作るシーネは弱すぎる傾向があります．シーネはフェルトパッド付きスプリント材を用いることが多いですが，フェルトパッド付きスプリント材は横幅が違っても厚さは同じものが大部分なので，**下肢では強度不足になりやすい**のです．

フェルトパッド付きスプリント材の強度を増すには，①ポリエステル製ではなくグラスファイバー製を使う，②2枚重ねて使う（フェルトパッドからとり出した芯材を直接重ねてからフェルトパッドに戻すと，さらに強くなる）（第2章§3-1「長下肢シーネ（2枚重ね）」 ③ - ③ 参照），③1つ上のサイズを使う，④平面でなくする（樋状にする，踵部などは折り曲げる），⑤2枚ではさんでバイバルブにする（第2章§3-2「長下肢バイバルブシーネ」参照），などがあります．

## 2 長さ

外固定が短いと骨は安定しません．長管骨の骨幹部の骨折ならば，2関節3骨（折れた骨の両端の関節と両隣の骨まで）の外固定が望ましく，両隣の骨は骨長の半分以上を外固定します．骨端部の骨折であれば，1関節2骨（骨折に近い方の関節とその隣の骨まで）の外固定でよいですが，**骨折した骨はできるだけ長く，反対側の骨端まで外固定します**．フェルトパッド付きスプリント材を最適な長さで切り出すのは難しいので，長めに切り出して，身体に装着してから長い部分を折り曲げるか切るのがよいです．

## 3 きつさ

外固定が身体にきつく密着しないと骨は安定しません．このとき重要なのは**面積**と**距離**です．

身体に接触する外固定の面積が大きい方が，きつく密着します．片側シーネよりもバイバルブやシュガートングの方が接触面積が大きく，安定性が増します．距離とは外固定と身体（特に骨）の距離です．すなわち，下巻き綿が厚すぎる外固定，巻きっぱなしでモールディングしない外固定，伸びる包帯で固定したシーネなどは距離が大きくなり，安定しません．一般的に，慣れない人が作るギプスは厚すぎる（強すぎる）傾向がありますが，ギプスを厚く巻くと巻き終わる頃には硬化が始まり，モールディングが不十分になって安定性が劣ります．

> **column　モールディング**
>
> モールディングとは，外固定の形状を手で整える作業です．包帯を巻いただけのシーネやキャスティングテープを巻いただけのギプスは，必ずしも骨の安定に最適な形状になりません．そのような場合に，術者の手でシーネやギプスの形状を整えて硬化するまで保持することで，骨がより安定する外固定を作ることができます．モールディングが有用なのは，手〜前腕遠位の外固定です．この部位は骨が扁平に配列しているので，手掌〜前腕遠位掌側と手背〜前腕遠位背側を両方向から圧迫すると，外固定と骨の距離が小さくなって安定します．上腕U字シーネでは，上腕骨遠位の形状に合わせて内外側から圧迫すると安定します．

## 4　固定肢位

望ましい固定肢位は，**その肢位で骨が安定し，ADL制限が少ない肢位**です．例えば，手の基節骨骨折はMP関節屈曲位で安定します．大腿〜下腿の外固定は，膝伸展0°では松葉杖歩行がしにくく，椅子座位で足が突出して邪魔なので，膝屈曲30°程度で外固定します．

## 5　作成中に肢位を変えない

固定肢位を決めたら，**その肢位を維持した状態で外固定を装着する**のが原則です．外固定を装着してから硬化するまでに肢位を変えると，外固定にシワができて身体に食い込んだり，外固定の強度が低下したりします．外固定が硬化するまで肢位が変わらないよう，術者も助手も気を抜いてはいけません．

## 6　固定期間

骨折の場合は骨癒合までが固定期間ですが，骨癒合時期は年齢や折れ方によってさまざまですし，画像や症状（痛みや安定性）で修正するため，固定期間は一概に言えません．あくまで参考値ですが，指：3〜4週，橈骨遠位端：4〜5週，前腕骨幹部（小児）：3〜5週，前腕骨幹部（成人）：6〜8週，脛骨骨幹部：6〜8週を目安としてください．

第1章　総論

# 5 合併症

## 1 皮膚障害

### 1 芯材による皮膚障害

　外固定の辺縁で芯材が露出していると，それによって皮膚が傷つきます．芯材がポリエステル製の場合には少ないですが，グラスファイバー製ではよくあります．フェルトパッド付きスプリント材の場合は，辺縁を折り畳むと安全です．あるいは，フェルトパッドを少し剥がして芯材だけ1 cm程度短く切るか（第2章§1-3「フェルトパッド付きスプリント材の準備」 ② - ④ 参照），フェルトパッドだけを引っ張って伸ばします．ギプスの場合は，下巻き綿の縁よりも少し短くキャスティングテープを巻きます．

### 2 圧迫による皮膚障害

　外固定による圧迫で皮膚に圧迫創ができることがあり，発見と対応が遅れると皮膚潰瘍に進展します．痩せた患者の骨突出部（上腕骨内側上顆，尺骨茎状突起，腓骨頭，足関節内果および外果，踵骨後方）に発生しやすいですが，痩せていなくても外固定作成時に骨突出部を手で圧迫すると発生するので，骨突出部には注意します．下巻き綿を折りたたんで当てるなどして骨突出部の下巻き綿を厚くすると，発生リスクを減らすことができます．また，外固定装着から完全硬化までの間に関節角度が変わると，外固定にシワが発生し，その隆起によって圧迫創が発生することがあるので，完全硬化まで関節角度を変えてはいけません．

### 3 患者が痛みを訴えたら

　皮膚障害による痛みは，時間経過で軽減することがあるので，患者が痛みを訴えたら，すみやかに外固定を外して皮膚を観察します．麻痺や意識障害や認知症のある患者は痛みを訴えないので，このような患者では外固定はかなり慎重に作成し，看護師や後任医師にリスクを申し送ります．

### 4 皮膚障害が発生したら

　皮膚障害が発生したら，外固定を除去するか，除去できない状態であれば皮膚障害の部位を

圧迫しない外固定を装着します．具体的には，外固定を違う方向から当てるか，圧迫部位を切除した外固定を装着するか，圧迫部位の外固定を外方へ押し出して皮膚に接触しないようにします．

## 2 神経麻痺

### 1 圧迫による神経麻痺

　外固定が末梢神経を圧迫すると，神経麻痺が発生します．好発部位は肘内側（尺骨神経）と腓骨頭（腓骨神経）なので，外固定作成時に同部を手で圧迫しないようにします．肘内側はシーネのシワが発生しやすいので，完全硬化まで関節角度を変えないようにします．下巻き綿を折りたたんで当てるなどして骨突出部の下巻き綿を厚くすると，発生リスクを減らすことができます．

### 2 神経麻痺が発生したら

　神経麻痺が発生したら，外固定を除去するか，除去できない状態であれば神経麻痺の部位を圧迫しない外固定を装着します．具体的には，外固定を違う方向から当てるか，圧迫部位を切除した外固定を装着するか，圧迫部位の外固定を外方へ押し出して皮膚に接触しないようにします．

## 3 循環障害

### 1 圧迫による循環障害

　シーネ作成時の包帯やギプス作成時のキャスティングテープを巻く際に強く引きすぎると，静脈圧迫によるうっ血や動脈圧迫による阻血が発生します．うっ血は腫脹を増強するので，悪循環に陥ってコンパートメント症候群のようになることがあります．強くは引いていないつもりでも，伸びる包帯を何層にも巻くと，予想外に圧迫が強くなることがあるので気を付けます．ギプス巻きでは，キャスティングテープを密着させようとすると強く引いてしまうので，意識して転がすように巻き，折り返しで密着させます（第2章§4-1「ギプス巻きの基本」 2 - 4 参照）．しかし，外固定装着時にきつくなくても，その後に腫脹が増強すると循環障害が発生することがあります．したがって腫脹を増強させないことが重要であり，患肢の高挙や自動運動を指示します．

### 2 循環障害が発生したら

　循環障害が発生したら，外固定を除去するか，除去できない状態であれば患肢を締め付けない外固定を装着します．具体的には，包帯をゆるく巻き直すか，外固定自体をゆるく作り直します．ギプスの場合は，縦に2カ所で切って，シーネまたはバイバルブシーネにします（第2章§4-5「ギプスの切り方」 2 - 8 参照）．あるいは縦に1カ所で切って，ギプス開排器で開き，間に割り箸などをはさんで閉じないようにします（図）．

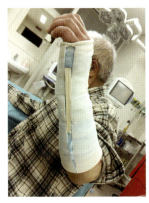

図　ギプスがきつい時の対処法の1つ
ギプスを縦に1カ所で切って開き，間に割り箸などをはさみます

## 4 腫脹の増強

　循環障害ほどではなくても，患肢の腫脹増強のために患者が痛みや不安を訴えることがあります．安定性のためには外固定にある程度のきつさが必要であり，そのために外固定よりも遠位が腫脹するのはやむを得ない面があります．対応は循環障害と同様ですが，循環障害がなく痛みが軽度ならば，外固定はそのままにして腫脹軽減の対策（高挙と運動）を強化します．

## 5 関節拘縮

　外固定された関節は関節拘縮しやすいですが，多くはその後のリハビリテーションで軽減します．しかし，尖足位の足関節と伸展位の指MP関節は，関節拘縮の軽減に難渋することが多いです．そのため可能ならば足関節は0°（下腿に対して足底が90°），指MP関節は60°以上の屈曲位で固定します．しかし急性期であれば，局所の安静を優先してよいです．特に足関節の脱臼骨折では，無理に足関節0°で外固定すると，距腿関節の脱臼が悪化する恐れがあります．

第1章　総論

# 6 患者への説明と指導

前項で解説した合併症である腫脹と関節拘縮を防止するために，以下の説明をします．

## 1 「患肢を安静にしてはいけません，固定してない関節は動かしてください」

患者は怪我をしたら安静が必要と思い込み，患肢を全く動かさないことがよくあるので，丁寧に説明して誤解を解かなければなりません．安静が必要な部分には外固定を装着したので，外固定の範囲外で動かせる関節は，特に用事がなくても動かすように指示します．上肢では体幹固定を除き肩関節の運動を，下肢は伸展挙上を試みるよう指示します．手指や足指の屈伸も指示します．

## 2 「患肢は時々高く上げてください」

上肢で肩関節を動かしてよい場合は，時々手を頭よりも高い位置に挙上し，数分間維持するよう指示します．健側手の助けを借りてもよいです．下肢は床においたまま放置せずに，時々椅子の上に置くなどの挙上を指示します．

## 3 「臥床時は枕などで患肢を高く保ってください」

臥床する際は，外固定した上肢または下肢を，数枚重ねの座布団や畳んだ毛布の上に置いてもらいます．

## 4 「帰宅後に痛みの増強や皮膚の感覚消失があったら連絡してください」

　合併症の症状を説明しておくのも，早期発見のために重要です．不安を感じたら電話してもらってよいのですが，痛みを伴わない腫脹増強や，うっ血や皮下出血による色調変化であれば，高挙と運動で様子を見ることで緊急来院を要さないことが多いと説明してよいです．

第2章 各論

## §1 整復とシーネ固定の基本

# 1 整復法

## 1 手技のまとめ

| | |
|---|---|
| **特徴** | 関節脱臼は基本的に緊急で整復します．骨折による高度変形も，そのまま外固定すると血流障害や皮膚壊死などのリスクがあるため，整復してから外固定します．整復操作の前に必ず単純X線写真を撮って，整復前の状態を記録します．<br>関節脱臼でも骨折による高度変形でも，基本的に骨の長軸方向に遠位を引っ張ります（牽引）．骨折による高度変形が牽引のみでは戻らない場合は，側方からの圧迫を追加します． |
| **適応** | 関節脱臼，骨折による高度変形 |
| **用意するもの** | 麻酔する場合はその準備 |
| **助手への指示** | 強力に牽引する場合は，助手に近位側を保持させて対向牽引とします． |
| **注意** | 整復を試みても整復されない場合は，専門医に画像を送って相談するか，高次病院へ転送する方がよいです． |

# 2 実際の手技

## 1 指関節の脱臼（背側への脱臼）

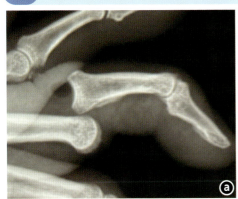
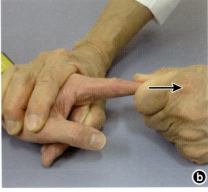

整復操作の前に，必ず単純X線写真を撮りましょう（ⓐ）.

基本的に長軸方向に牽引します（ⓑ →）.

## 2 指関節の脱臼（側方への脱臼）

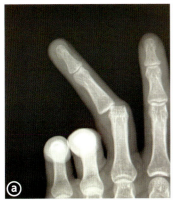
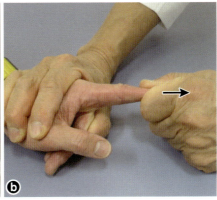

側方への脱臼でも同じです．長軸方向に牽引します（ⓑ →）.

## 3 肘関節の脱臼

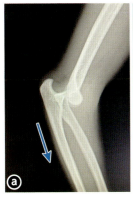
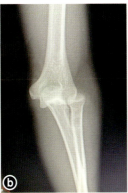
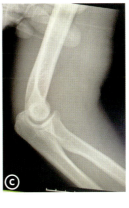

肘関節脱臼（ⓐ）で側方へのズレがない単純な後方脱臼（ⓑ）であれば，麻酔して長軸方向に牽引（ⓐ →）すれば整復されます（ⓒ）. 麻酔が望ましく，助手が上腕を保持します．整復後は肘関節を屈曲位で外固定します．

27

## 4 橈骨遠位端骨折①

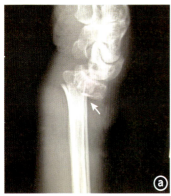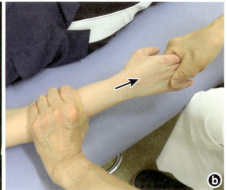

基本的に長軸方向に牽引します（ⓑ →）．橈骨遠位端骨折のほとんどは遠位骨片が背屈しているので，手関節が掌屈するように牽引すると効果的です．

## 5 橈骨遠位端骨折②

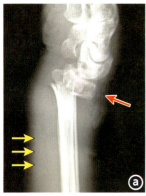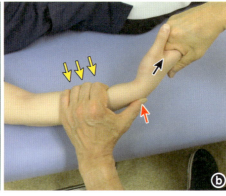

骨折による高度変形が牽引のみでは戻らない場合は，側方からの圧迫を追加します．

橈骨遠位端骨折の場合は，背側に転位した遠位骨片を背側から圧迫します．その際，遠位骨片を母指で圧迫し（→），残る4指で前腕前方を圧迫する（⇨）と効果的です．この間，長軸方向の牽引は継続します（→）（ⓑ）．

## 6 小児の前腕骨幹部若木骨折①

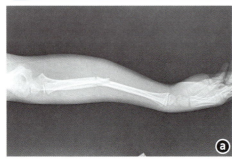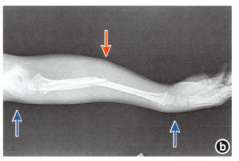

　この症例は小児の前腕骨幹部の若木骨折で，高度に変形しています（ⓐ）．
　若木骨折で骨折部の短縮はないので，牽引は重要ではなく，側方からの圧迫で整復します．骨折部を凸側から圧迫し（→），前腕の両端を反対側から圧迫します（→）（ⓑ）．

## 7 小児の前腕骨幹部若木骨折②

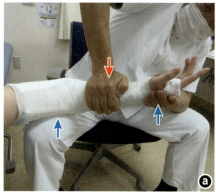
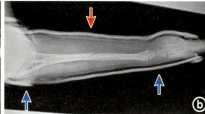

上肢バイバルブシーネを装着してから徒手整復します．骨折部を凸側から圧迫し（→），前腕の両端を反対側から圧迫します（→）．シーネが硬化するまで，圧迫を保持します（ⓐ）．

整復位は上肢バイバルブシーネの三点固定で維持されます（ⓑ）．

## 8 足関節脱臼骨折①

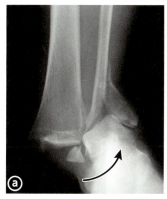
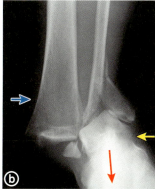

この症例は，腓骨外果骨片とともに足部が外方へ転位しています（ⓐ）．

整復するには，まず足部を十分牽引（→）してから，踵骨と外果を外側から圧迫し（→），下腿遠位を内側から圧迫します（→）（ⓑ）．

## 9 足関節脱臼骨折②

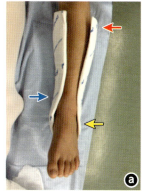
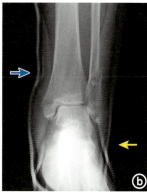

整復したら下腿U字シーネを装着し，整復時と同様の側方圧迫を続けます．すなわち，踵骨と外果を外側から圧迫し（→），下腿遠位を内側から圧迫します（→）．助手がいれば，下腿近位外側を圧迫してもらいます（→，なくてもよいです）（ⓐ）．

整復後の外固定は，後方に接触する下腿シーネよりも，側方に接触するU字シーネの方が安定性がよいです．

第2章 各論
## §1 整復とシーネ固定の基本

# 2 三点固定

## 1 手技のまとめ

| 特徴 | 角状変形の整復後に再変形を防止するには，単に密着度の高い外固定を装着するよりも三点固定が効果的です．予想される角状変形の凹側から骨の両端を圧迫し，凸側から骨の中央あるいは骨折部を圧迫します．シーネの場合は凹側または凸側に当てるのが効果的で，バイバルブシーネやシュガートングのように両方からはさみ込むとより効果が高いです． |
|---|---|
| 適応 | 角状変形を整復後の四肢の外固定 |
| 用意するもの | スプリント材 |
| 助手への指示 | 三点の圧迫に手が足りない場合は介助してもらいます． |
| 注意 | 圧迫部に神経や血管があると麻痺や血流障害が発生するので，圧迫部位をズラします．圧迫部位に骨の隆起がある場合は圧迫創が発生する恐れがあるので，下巻き綿を追加したり圧迫部位をズラしたりします． |

## 2 三点固定のメカニズム

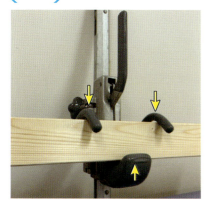

長い棒は三点固定で安定します．二点では不安定で，四点では無駄があります．

三点固定により，長い棒には曲がる力がかかるので，変形矯正にこのメカニズムを用います．

## 3 実際の手技

### 1 上腕骨骨幹部骨折①

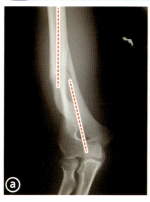
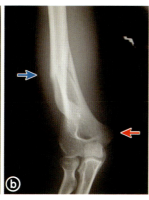

上腕骨が骨折部で内反しています（ⓐ）．上腕U字シーネの顆部を術者が後方から両手で保持してモールディングする際に，肘内側（→）と骨幹部外側（→）を圧迫します（ⓑ）．

### 2 上腕骨骨幹部骨折②

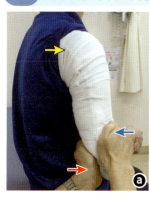
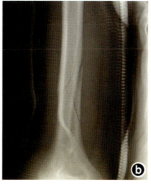

上腕U字シーネの顆部を術者が後方から両手で保持してモールディングする際に，肘内側（→）と骨幹部外側（→）を圧迫します．上腕骨近位端は肩関節により安定しています（→）（ⓐ）．

内反は整復され，U字シーネの三点固定により安定しています（ⓑ）．

## 3 小児の前腕骨幹部若木骨折①

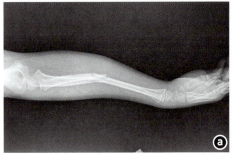
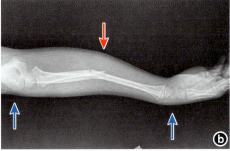

　この症例は小児の前腕骨幹部の若木骨折で，高度に変形しています（ⓐ）．
　若木骨折で骨折部の短縮はないので，牽引は重要ではなく，側方からの圧迫で整復します．骨折部を凸側から圧迫し（→），前腕の両端を反対側から圧迫します（→）（ⓑ）．

## 4 小児の前腕骨幹部若木骨折②

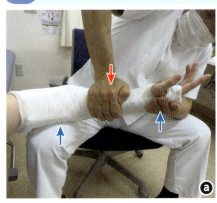
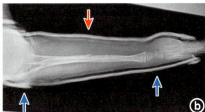

　上肢バイバルブシーネを装着してから徒手整復します．骨折部を凸側から圧迫し（→），前腕の両端を反対側から圧迫します（→）．シーネが硬化するまで，圧迫を保持します（ⓐ）．
　整復位は上肢バイバルブシーネの三点固定で維持されます（ⓑ）．

## 5 足関節脱臼骨折①

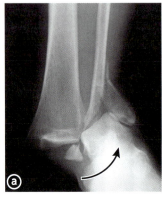
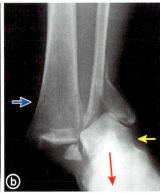

　この症例は，腓骨外果骨片とともに足部が外方へ転位しています（ⓐ）．
　整復するには，まず足部を十分牽引（→）してから，踵骨と外果を外側から圧迫し（→），下腿遠位を内側から圧迫します（→）（ⓑ）．

## 6 足関節脱臼骨折②

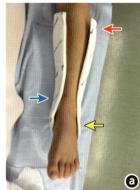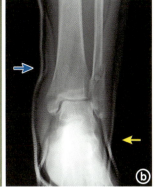

整復したら下腿U字シーネを装着し，整復時と同様の側方圧迫を続けます．すなわち，踵骨と外果を外側から圧迫し（黄矢印），下腿遠位を内側から圧迫します（青矢印）．助手がいれば下腿近位外側を圧迫してもらいます（赤矢印，なくてもよいです）（ⓐ）．

整復後の外固定は，後方に接触する下腿シーネよりも，側方に接触するU字シーネの方が安定性がよいです．

## 7 指中節骨骨折

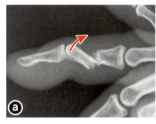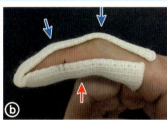

この症例は，指中節骨骨折が伸展変形しています（ⓐ赤矢印）．

長軸方向に牽引して骨折部のずれを戻してから，中節骨の近位端と遠位端を背側から押し（ⓑ青矢印），中節骨中央部を掌側から押します（ⓑ赤矢印）．

第2章　各論

§1 整復とシーネ固定の基本

# 3 フェルトパッド付きスプリント材の準備

movie ①

## 1 手技のまとめ

**特徴**　水分で硬化する芯材をフェルトパッドで包んだ構造で，数メートル分が巻かれており，必要分を切りとって使います．空気中の水分でも硬化するので，切りとった残りは断端を押し込んで専用器具で再密封します．芯材はグラスファイバーとポリエステルの2種類があり，一般的にグラスファイバーの方が強いですが，グラスファイバーは切断端がチクチクして痛い傾向があります．

**適応**　指から大腿までのシーネ外固定

**用意するもの**　適切なサイズ（横幅）のフェルトパッド付きスプリント材，ハサミ，水を入れたバケツか洗面器（近くに水道の蛇口があれば不要），乾いたタオル，包帯，包帯を留める絆創膏．大人の場合，サイズの目安は指には1インチ（または1号，以下同じ），手関節には3インチ，肘関節には3〜4インチ，足関節には4インチ，膝関節には4〜5インチです．

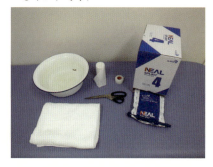

**助手への指示**　助手は手袋不要で，術者も芯材をとり出さないならば手袋不要です．

**注意**　下肢シーネは強度不足の傾向があるので，スプリント材を2枚重ねにするかバイバルブシーネにするか，あるいは両者の併用（3枚使用）を勧めます．2枚重ねにする場合は，フェルトパッドを剥がして芯材を直接2枚重ねにしてからフェルトパッドで包み直すと強度が増します．

## 2 実際の手技

### 1 必要な長さをハサミで切りとる

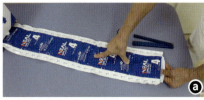

長さをだいたいで測り（ⓐ），それよりも少し長いぐらいで切りとります（ⓑ）．

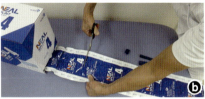

### 2 残りは専用器具で密封する

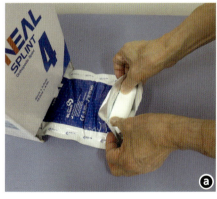
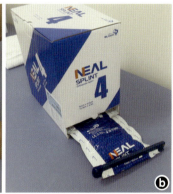

切りとった残りは硬化しないように断端を押し込んで（ⓐ），専用器具で密封します（ⓑ）．

### 3 患者に合わせる

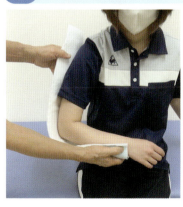

切りとったスプリント材を患者に合わせて，短くないことを確認します．もし長すぎる場合は切りますが，少し長い程度であれば装着時に端を折り曲げて対処します．

## 4 グラスファイバー製は芯材を短く切るか，折り曲げる

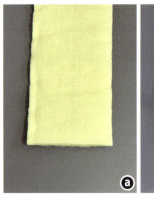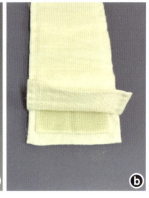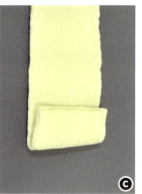

芯材がグラスファイバーの場合は，切断端がチクチクして痛い傾向があるので（ⓐ），断端のフェルトパッドを剥がして芯材だけを少し短く切るか（ⓑ），装着時に端を折り曲げます（ⓒ）.

芯材がポリエステルの場合は，切断端はチクチクしません.

## 5 スプリント材を水に浸ける

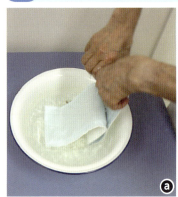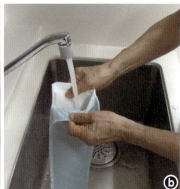

フェルトパッドごと水に浸ける（ⓐ）か，蛇口から水をかけます（ⓑ）.

## 6 スプリント材の水分をとる

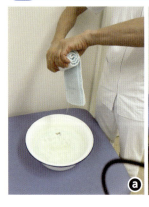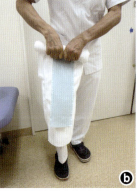

濡れたスプリント材は，巻くか絞るかして水を切り（ⓐ），さらに乾いたタオルで巻く（ⓑ）か叩くかして水分をとります.

## 7 芯材だけを水に浸ける方法（芯材を直接2枚重ねにする場合）

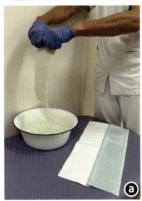
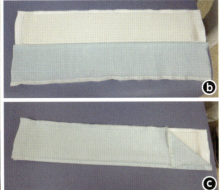

フェルトパッドを剥がして芯材をとり出し，芯材だけを水に浸けてから絞り（ⓐ），元の位置に戻して（ⓑ）フェルトパッドで包み直してもよいです（ⓒ）．この方法はフェルトパッドが濡れませんが，元通りに包み直すのに手間取るのと，包帯を巻く際にフェルトパッドがズレることがあるので，芯材を直接2枚重ねにしたい場合を除いてお勧めしません．

## 8 強度に不安がある場合（スプリント材を2枚重ねにする）

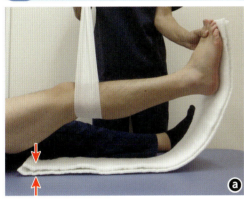
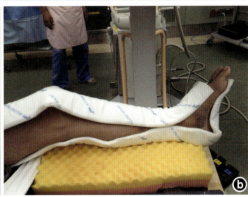

下肢のシーネなどでスプリント材が1枚では強度に不安がある場合は，スプリント材を2枚重ねにするか（ⓐ），前方にも当ててバイバルブシーネにします（ⓑ）．バイバルブシーネの後方シーネを2枚重ねにするとさらに強くなります（第2章§3-2「長下肢バイバルブシーネ」参照）．

## 9 強度に不安がある場合（芯材を直接2枚重ねにする）

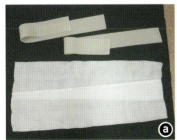
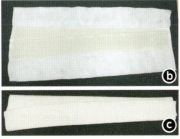

フェルトパッドの一方を剥がして開き，芯材をとり出します．そして2枚のフェルトパッドを向かい合わせに設置しますが，シーネの一方を幅広にしたいときはV形に設置します（ⓐ）．芯材を水に浸け水をしぼり（タオルは不要），フェルトパッドの上に2枚の芯材を重ねて乗せます（ⓑ）．そして開いたフェルトパッドを閉じて，芯材を覆います（ⓒ）．

第2章　各論

## §1　整復とシーネ固定の基本

# 4 包帯の巻き方

## 1 手技のまとめ

| 特徴 | 包帯の目的は，①創傷を被覆するガーゼの固定，②患部を全周性に圧迫することによる腫脹の軽減，そして③シーネの固定です．①②には伸縮包帯を少し引きながら巻きますが，引きすぎると循環障害を起こすほどに締まることがあるので注意してください．②には弾力包帯を用いることもあります．③には弾力包帯か伸びない包帯（巻軸帯）を用います． |
|---|---|
| 用意するもの | ①には伸縮包帯，②には伸縮包帯か弾力包帯，③には弾力包帯か伸びない包帯（巻軸帯） |
| 注意 | ③シーネの固定には伸びない包帯を勧めますが，常備していない病院が多いですし，必ず折り返しを入れないと上手く巻けないので，折り返しをあまり入れずに巻ける弾力包帯を用いても構いません． |

## 2 包帯の種類

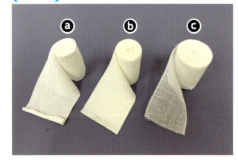

伸縮包帯（ⓐ）は薄くてよく伸びる素材で，四肢に当てたガーゼを固定するのに適しますが，シーネの固定には弱いです．

弾力包帯（ⓑ）も伸びますが，より厚い素材でしっかりしており，シーネの固定に適します．シーネを用いずに弾力包帯のみを巻いても若干の固定性があるので，軽傷の捻挫に対して関節の制動と腫脹軽減を目的として用いることがあります．

伸びない包帯（巻軸帯）（ⓒ）は，上手く巻くとシーネの固定性は最もよいですが，巻きにくくズレやすいので，最近は常備していない病院も多いです．

# 3 実際の手技

## 1 巻き始め

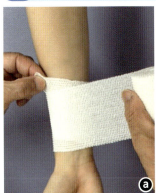 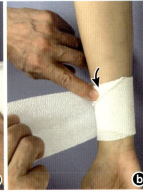 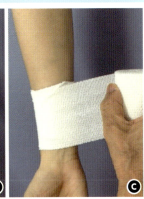

　包帯の種類を問わず，どれも基本は同じです．巻き始めは，包帯の端が滑らないように同じ場所を2〜3周巻いてから移動します．その際，包帯の端の角を指でつまむか押さえ，その指を避けて巻いてから（ⓐ），角を折り返して（ⓑ）その上に重ね巻き（ⓒ）すると安定します．

## 2 2巻目を追加する場合

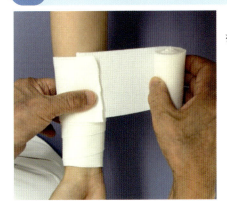

　2巻目を追加する場合は，1巻目の終末端の下に2巻目の最初の端を差し込んで巻き始めると，包帯を外すときに便利です．

## 3 巻き終わり

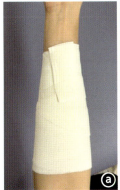 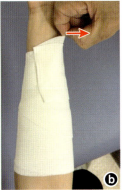 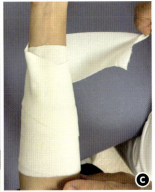

　包帯の終末端をテープ固定する際は，終末端を短く折り曲げてからテープを貼ると，端がめくれにくくてよいです（ⓐ）．またこのようにすると，包帯を外すときに，終末端の端をつまんで引っ張ると（ⓑ），容易にテープから剥がれます（ⓒ）．

## 4 包帯は遠位から巻き，面で密着させる

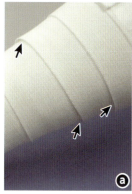
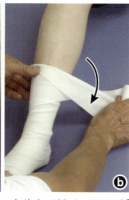
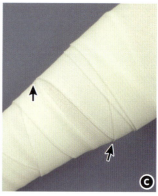

包帯は体表やシーネに面で密着させます．そのためには，**遠位から巻き始めて近位へ巻き進める**のが巻きやすいです．伸びる包帯を少し引っ張りながら巻くと，身体の太さが変化しても包帯は面で密着します．しかし，太さの変化が大きい部位では密着度が低下します（ⓐ→）．そのような部位で密着させようとすると，包帯の進む方向が徐々に近位方向にズレます．方向のズレを修正するには，包帯を折り返します（ⓑ→）．この操作を加えると，包帯は密着します（ⓒ→）．

## 5 包帯がズレるのを防ぐには

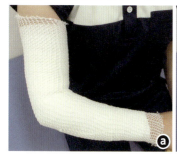
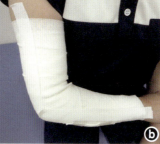

包帯が後からズレるのを防ぐには，上からチューブ状のネット包帯を被せるとよいです（ⓐ）．あるいは，包帯の上に絆創膏を長軸方向に貼るのもよいでしょう（ⓑ）．

## 6 シーネの固定

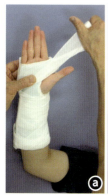
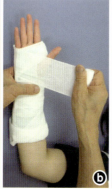
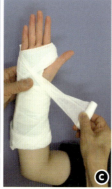

包帯のもう1つの目的であるシーネの固定では，骨や関節の動きを抑制するために，伸びが小さい弾力包帯か伸びない巻軸帯を用います．身体の太さの変化が大きい部位では，折り返しを入れます．母指〜示指間を巻くときも，幅を狭めるために折り返します（ⓐ）．母指球を巻き込みそうなときも（ⓑ），折り返して母指球を避けます（ⓒ）．

## 7 指の包帯

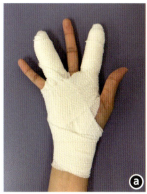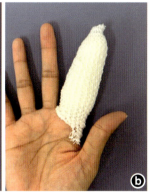

ガーゼが厚いと指が動きにくくなるので，出血が少ないならガーゼをハサミで切るなど，できるだけ狭く薄く当てます．指先を包帯で覆う場合は，巻き始めに縦巻きをしてから横方向に巻いていきます（ⓐ）．この際，縦巻きは長い方がよいです．また，縦巻きで伸縮帯を強く引くと，後から包帯全体がズレるのでゆるめにします．指の付け根で包帯にシワを作ると，そこだけ強く圧迫して指がうっ血する恐れがあります．包帯のズレ防止には，ネットで覆うか（ⓑ），テープを縦に貼ります．

## 8 手関節の包帯

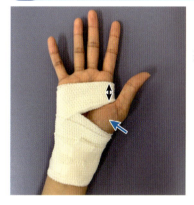

包帯が近位へズレるのを防ぐために，時々母指～示指間を通します．この部分で包帯の横幅が広いと示指の動きを制限するので，包帯を折り返して横幅を半分～1/3にします（⇔）．包帯は母指球と第1中手骨を避けて巻き（→），母指CM関節の動きを抑制しないようにします．

## 9 肘関節の包帯

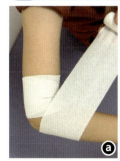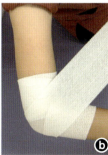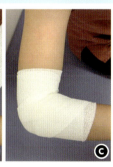

肘頭部の包帯がズレやすいので，肘頭部の近位と遠位を連続して巻く8の字巻き（ⓐ）で肘頭部の包帯（ⓑ）を押さえ，これを繰り返します（ⓒ）．

# 第2章 各論

## §2 上肢外固定の作成

# 1 上肢の懸垂

## 1 手技のまとめ

| 特徴 | 上肢を首から吊り下げて，上肢の安静と安全を得る手技で，さまざまな方法があります．三角巾は前腕を面で支えますが，前腕を水平にするのが難しいです．アームスリングは三角巾より高価ですが，機能に優れます．病院に常備していない場合は，通信販売での購入を患者に勧めることがあります．シーネやギプスを装着した前腕は面で支える必要がないので，シンプルで着脱容易なカラーカフが有用です． |
|---|---|
| 適応 | 鎖骨骨折，ほか安静を要する上肢の外傷すべて |
| 用意するもの | 三角巾，またはアームスリング，またはストッキネット |
| 助手への指示 | 患肢の手を支えて肘屈曲90°を維持します． |
| 注意 | 三角巾の装着法を患者は高率に間違えるので，適切に指導します． |

# 2 完成イメージ

## 1 出来上がり（装着）

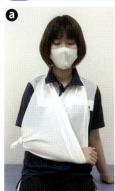 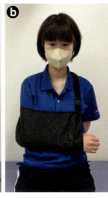 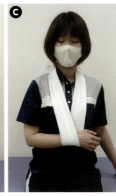

三角巾は安価で，どこにでもあり，前腕を面で支えます（ⓐ）．

アームスリングも三角巾と同じく前腕を面で支えますが，三角巾よりも高価で，常備していない病院も多いです（ⓑ）．

カラーカフは前腕を面で支えられませんが，シーネなどを装着していれば問題はなく，着脱が容易なのが利点です（ⓒ）．

# 3 実際の手技

## 1 三角巾の装着①

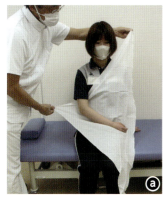 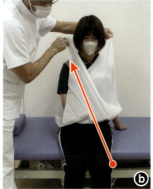

三角巾の45°角を健側の肩にかけ，90°角を患側の肘の外方に引き出します（ⓐ）．三角巾が大きい場合は最長辺を折り畳みます．

下垂したもう1つの45°角を患側の肩に引き上げ（ⓑ→），2つの45°角を首の後ろで締結します．

## 2 三角巾の装着②

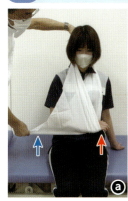 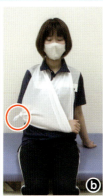 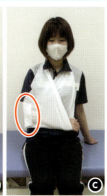

三角巾の最長辺を手に合わせると（→），肘部の90°角（→）が余ります（ⓐ）．この余った布地を結ぶか（ⓑ○），折り畳んで安全ピンかテープで留める（ⓒ○）と，肘の収まりがよいです．

## 3 三角巾の欠点

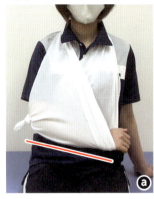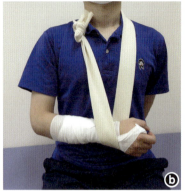

三角巾ではどうしても前腕が水平にならずに，手が低くなる傾向があります（ⓐ）．前腕を水平にしたい場合で，前腕がシーネなどで外固定されているならば，カラーカフで懸垂するとよいです（ⓑ）．

前腕を面で支える必要があり，かつ前腕を水平にしたい場合は，アームスリングがよいです．

## 4 三角巾の間違った装着

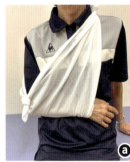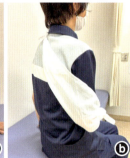

三角巾のすべてが体幹の前方にあるのが正しい装着法です．患者は高率に45°角の一方を身体の後方へ回してしまうので，正しい装着法を丁寧に説明します．

## 5 三角巾の別法①

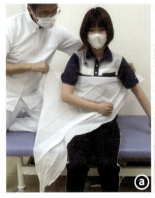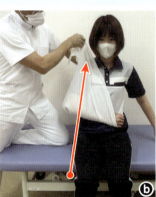

三角巾の90°角を患側の腋窩を通して後外方へ引き出し，45°角を健側の腋窩を通して後方へ引き出します（ⓐ）．下垂したもう1つの45°角を，患側の肩に引き上げます（ⓑ →）．

44 自信をもって正しく巻ける シーネ・ギプス固定手技

## 6 三角巾の別法②

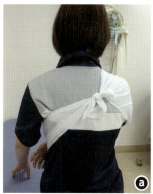 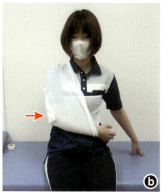

2つの45°角を胸背部で締結します（ⓐ）．患側上腕の前後の布を，安全ピンかテープで一体化します（ⓑ➡）．あるいは，90°角を結んでもよいです．

この方法は，前腕が体幹から離れにくいので，体幹固定の要素があります．

## 7 カラーカフ

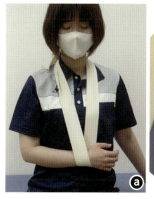 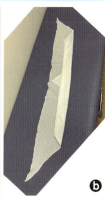 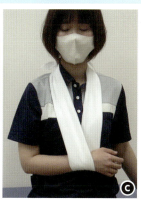

カラーカフにはストッキネット（2号）が簡便ですが，最初の半日で伸びるので，患者に締め直しを指示します（ⓐ）．

三角巾を帯状に畳んで用いてもよいです（ⓑ）．この場合は伸びないため，締め直しの指示は不要です（ⓒ）．

## 8 アームスリング

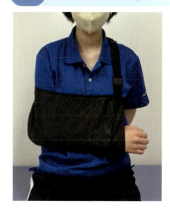

アームスリングは高機能です．前腕を面で支えるとともに，水平に保つことができます．懸垂ベルトのバックルは，長さ調節が容易で，着脱がワンタッチの機種もあります．通気性に優れたメッシュ素材製やポケット付きもあります．しかし，三角巾よりも高価ですし，常備していない病院も多いです．

患者に三角巾を装着したうえで，通信販売でアームスリングを購入するよう勧めることもあります．

第2章 各論
§2 上肢外固定の作成

# 2 上肢の体幹固定

## 1 手技のまとめ

**特徴** 患肢を体幹に密着して固定することで，いわば体幹を副子として患肢を安定させます．シーネやギプスでは固定困難な肩関節〜上腕骨（顆上部よりも近位）に用います．基本的に上肢懸垂と併用します．

**適応** 肩関節脱臼，上腕骨頚部骨折，上腕骨骨幹部骨折（上腕U字シーネと併用します）

**用意するもの** 肋骨骨折用装具（適切なサイズ）（ⓐ），なければ弾力包帯（5インチ，または4インチ）．上肢下垂のためのストッキネット（ⓑ），または三角巾（ⓒ）

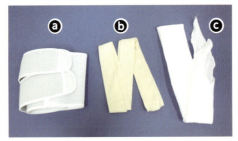

**助手への指示** 肘屈曲90°で肘を掴んで，上腕骨の長軸方向に牽引させます（整復が改善します）．この際，前腕が体幹の前方に接触するよう，肩関節軽度屈曲位で牽引させます．あるいは，患者に患肢の力を抜き，重力に任せて患肢を下垂するよう指示します．

**注意** 体幹固定の患肢はズレやすいです．固定直後は体幹の健側前方に位置した患肢の手は，徐々にズレて体幹の正中に移動しようとします．患者にズレやすいことを説明し，ズレたら戻すように指導します．

## 2 完成イメージ

### 1 出来上がり（装着）

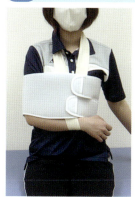

前腕を首から下垂し，その上に肋骨骨折用装具を巻きます．患肢の上腕は体幹の側面，前腕は体幹の前面に密着します．患肢の手は正中よりも健側にあります．前腕が安定するには，手関節部の体幹への密着が重要です．

## 3 実際の手技

### 1 患者の体位

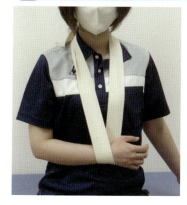

患者は座位で前腕を首から懸垂し，患肢の上腕は体幹側面，前腕は体幹前面に密着します．すなわち，肩関節は軽度屈曲し内旋90°，肘関節は屈曲90°です．

### 2 手関節部を押さえる

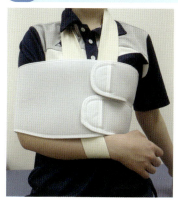

前腕が安定するには，手関節部の体幹への密着が重要です．患肢を下垂する三角巾やカラーカフが手関節部を支持する状態で，肋骨骨折用装具がこれらをできるだけ手関節の近くで押さえるようにします．

## 3 手関節部の押さえが重要

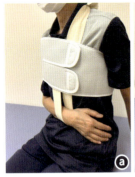
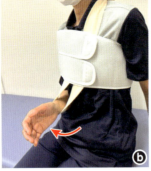

　肋骨骨折用装具が頭側にズレると，患肢を下垂する三角巾やカラーカフを手関節の近くで支持できないので，前腕の体幹への密着が低下してよくありません．

## 4 二分割する装具で手関節部を押さえる方法

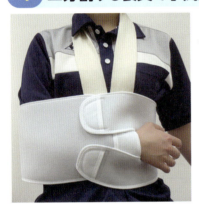

　肋骨骨折用装具が二分割できるタイプならば，二分割部で手関節部をはさむよう巻くと，手関節部の密着がよくなります．

## 5 大きいサイズの装具がないとき

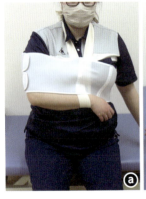
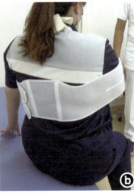

　患者の体格がよくて，大きいサイズの装具でも届かない場合は，小さいサイズを連結して装着できることがあります．

## 6 装具がないときの押さえ方

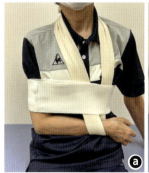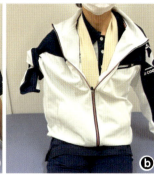

肋骨骨折用装具がないときや，サイズが合わない場合は，弾力包帯で巻いてもよいです（ⓐ）．患肢の上から服を着てもよいですが，患肢の手が使えなくなります（ⓑ）．

## 7 ズレる傾向がある

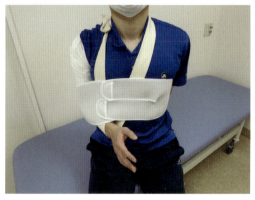

固定直後は，患肢の前腕は体幹の前方にあるので，肩関節は軽度屈曲位で内旋90°です．しかし，肩関節の屈曲と内旋は徐々に減じて，前腕は体幹に対して斜めになり，患肢の手が体幹の正中に移動する傾向があります（写真）．その原因は，仰臥位のときの患肢の自重や，患者が手を使おうとすることです．

患者にズレやすいことを説明し，ズレたら戻すように指導します．

## 8 仰臥位のとき

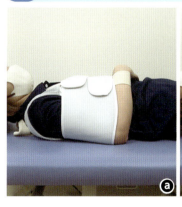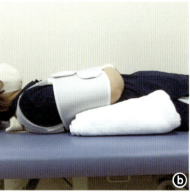

仰臥位をとると，患肢は自重により患側へ滑り落ちる傾向があり，前腕は体幹の斜めに移動します（ⓐ）．それを防止するには，仰臥位時は肘の下に枕や丸めたタオルを挿入するよう患者に指示します（ⓑ）．

第2章　各論
## §2　上肢外固定の作成

# 3 長上肢シーネ

## 1 手技のまとめ

**特徴**　肘関節を固定するシーネで，上腕後方〜肘関節後方〜前腕後方に接します．遠位を手まで伸ばすと，手関節も固定できます．簡便なのでよく使われますが，骨に対する固定力は弱いです．前腕が回外位ならシーネは橈骨にも尺骨にも接しますが，前腕が回内外中間位ならシーネは尺骨にしか接しません．手関節を固定する場合も，前腕が回内外中間位であれば，手は不安定です．したがって，本シーネは上腕骨骨折にも前腕骨折にも適切ではありません．肘関節の屈伸角度を維持する場合に用いるべきです．

**適応**　肘関節捻挫，肘頭骨折の術前待機，肘頭骨折の術後安静

**用意するもの**　スプリント材3インチ，包帯，ハサミ，水，タオル，ストッキネット2号または三角巾

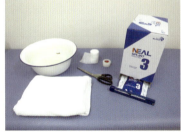 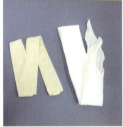

**助手への指示**　術者が包帯を巻きやすいように，患肢を患者の体幹から離して保持します．

**注意**　シーネの近位端が長いと腋窩の後方で皮膚に食い込むので，同部のシーネの角を三角形に折り曲げます．手関節を固定しない場合は，シーネの遠位端を尺骨頭よりも短くします（同部を痛がるため）．

## 2 完成イメージ

### 1 出来上がり

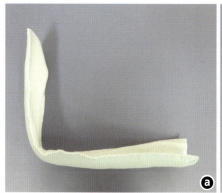
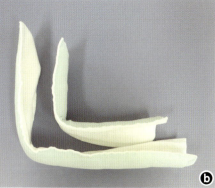

後方のみのシーネで手関節も固定しました．上腕近位後方は三角形に折り曲げてあります（ⓐ）．

強度に不安がある場合は，2枚で身体をはさむバイバルブシーネにします（ⓑ）．

### 2 出来上がり（装着）

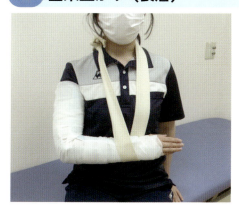

前腕を三角巾で下垂すると前腕が斜めになるので，カラーカフが望ましいです．

写真は2枚で身体をはさむバイバルブシーネです．

## 3 実際の手技

### 1 患者の体位

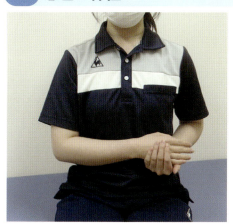

患者は座位をとり，健側手で患肢の手を掴み，患肢を体幹から離して維持します．助手が支持してもよいです．

## 2 スプリント材を切り出し，患部に当てて確認する

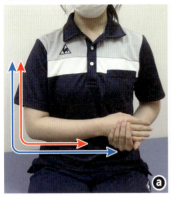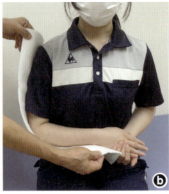

上腕後方で腋窩か腋窩より2～3cm近位から，肘頭をまわり尺骨頭のやや近位まで（⟷），あるいは手の遠位手掌皮線まで（⟷）を計測します（ⓐ）．

測った長さに数cm足した長さでスプリント材を切り出し，患肢に当てて長さを確認します（ⓑ）．スプリント材が長すぎる場合は切るか，切らずに包帯を巻く際に端を折り曲げます．

## 3 スプリント材を水に浸け，絞る

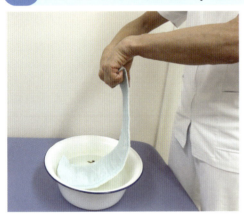

スプリント材を水に浸した後，巻き上げて水を絞り，さらに乾いたタオルとともに巻き上げて水気をとります．

## 4 スプリント材を装着する

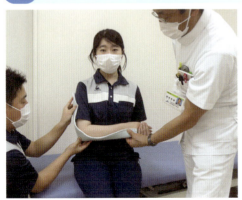

スプリント材の近位端を合わせてから患肢後面に当て，助手は患者の患側に立ってスプリント材を両手で保持します．

## 5 包帯を巻く

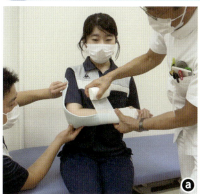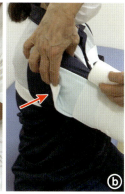

前腕部分から助手の手を避けて巻き始めます（ⓐ）．助手の手を順次移動させて巻き進め，シーネの遠位端が長すぎる場合は，折り曲げて包帯で押さえます．続いて近位へ巻き進みますが，シーネの自重でシーネが内側へズレるので，戻しながら包帯を巻きます（包帯は内旋回内方向に回すと自重によるズレを戻す方向になり，好都合です）．

シーネの近位端で後方の角が皮膚に食い込むようならば，シーネの角を三角形に折り曲げて包帯で押さえます（ⓑ →）．

## 6 強度に不安がある場合

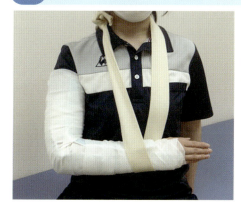

強度に不安がある場合は，2枚で身体をはさむバイバルブシーネにします．あるいは，後方シーネを2枚重ねにします．2枚重ねにする場合は，フェルトパッドを外して芯材を直接重ね，改めてフェルトパッドで包むとさらに強度が高まります．

# 4 完成後

## 1 患肢の運動を指示する

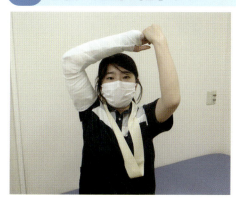

健側手で患肢の手を掴み，患肢を挙上します．手指を動かすなど，日常生活での使用を指示します．

第2章 各論

## §2 上肢外固定の作成

# 4 上腕U字シーネ

movie 5

## 1 手技のまとめ

**特徴** 　上腕骨を固定するシーネで，体幹固定と併用します．上腕骨を内外側からはさみ込むシュガートング型なので，片側シーネよりも安定性がよいです．シーネの外側部分は肩峰を頭側から押さえ，シーネの内側部分は腋窩に食い込ませるので，ギプスよりも近位まで固定できます．上腕骨顆部のモールディングにより，顆部の屈伸および内外反をある程度コントロールできます．
上腕骨骨幹部骨折の術前待機に勧められます．

**適応** 　上腕骨骨幹部骨折，上腕骨顆部骨折

**用意するもの** 　スプリント材3インチ，包帯，ハサミ，水，タオル，ストッキネット2号（ⓑ）または三角巾（ⓒ），肋骨骨折用装具（リブバンド，バストバンド）（ⓐ）

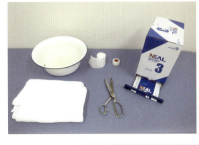 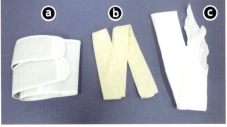

**助手への指示** 　シーネの内側部分を両手で持って引き上げて，患者の腋窩に食い込ませると同時に，シーネの外側部分を肩峰に乗せて助手の前腕で押さえます．

**注意** 　外固定直後は肩関節軽度屈曲，内旋90°ですが，徐々に屈曲と内旋が減じて，患肢の手が体幹の正中にくる傾向があります．これを防ぐために，仰臥位の際に床と肘の間に小枕を挿入するよう指導します（第2章§2-2「上肢の体幹固定」参照）．

## 2 完成イメージ

### 1 出来上がり

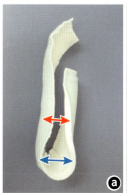 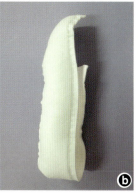

モールディングにより，骨幹部は細く（⇔），顆部は太く（⇔）なっています（ⓐ）．

### 2 出来上がり（装着）

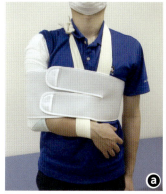 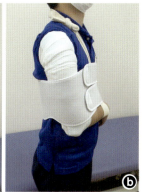

体幹固定の併用が原則です．前腕を三角巾で下垂すると前腕が斜めになるので，カラーカフが望ましいです．

外固定直後は肩関節軽度屈曲，内旋90°ですが，徐々に屈曲と内旋が減じて，患肢の手が体幹の正中にくる傾向があるので注意を要します．

## 3 実際の手技

### 1 患者の体位

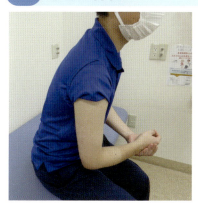

患者は座位で上体を前傾させます．肘屈曲90°で患肢の手を患者の健側手で支え，上腕は自重で下垂させます．

## 2 患肢の長さを測る

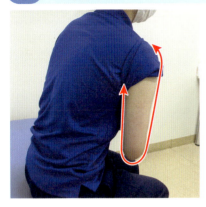

腋窩から肘をまわり，肩峰を上から覆う長さを計測します（⟷）．測った長さに数cm足した長さでスプリント材を切り出します（短く作るぐらいなら，長く作って折り曲げます）．

## 3 スプリント材を仮装着し，長さを確認する

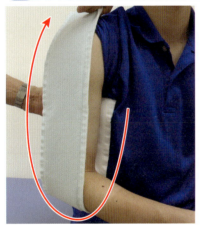

スプリント材を腋窩に食い込ませてから肘をまわし，肩峰に当てて長さを確認します（→）．スプリント材が長すぎる場合は切りますが，長めに残して最後に折り曲げるぐらいがよいです．

## 4 スプリント材を水に浸け，絞る

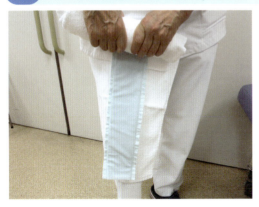

スプリント材を水に浸した後，巻き上げて水を絞り，さらに乾いたタオルとともに巻き上げて水気をとります．

## 5 スプリント材を装着する

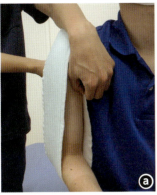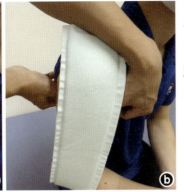

スプリント材の一端を腋窩に食い込ませて，助手が保持します（ⓐ）.

反対側は肘をまわって上腕外側に沿わせ，肩峰に乗せて助手が前腕で押さえます（ⓑ）.

## 6 包帯を巻く

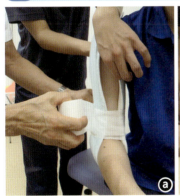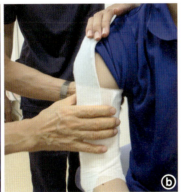

上腕中央部を数周巻いてスプリント材のズレを防いだら，スプリント材の肘部分を丁寧に折り曲げて包帯で押さえます（ⓐ）. 次いで近位を巻いて，肩峰にスプリント材を密着させます（ⓑ）.

## 7 モールディングする

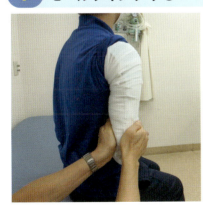

術者は患者の後方にまわり，顆部を後方より両手で押さえてモールディングします. 顆部は幅が広く，骨幹部は幅が狭いため，それに沿うように形状を整えます.

## 8 顆部をコントロールする

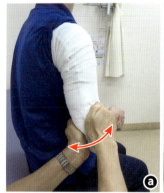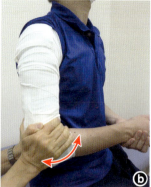

顆部をモールディングしている両手を動かすことで、術者は上腕骨遠位部分の内外反（ⓐ）や屈伸（ⓑ）をある程度コントロールできます．これにより骨折部の変形を軽減できます．

## 9 前腕を首から下げる

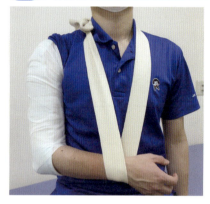

シーネが硬化したらモールディングの手を離し、患者の前腕を首から下げます．前述したように、三角巾よりもカラーカフが使いやすいです．

## 10 体幹に固定する

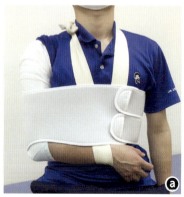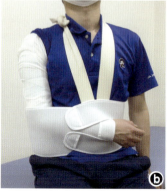

包帯か肋骨骨折用装具で患肢をカラーカフごと体幹に固定します（ⓐ）．

肋骨骨折用装具の先端が2つに分かれるタイプならば、手をはさむように固定すると前腕が安定します（ⓑ）．包帯の場合も同様に、前腕を巻き込むとよいです．

# 4 完成後

## 1 患肢の運動を指示する

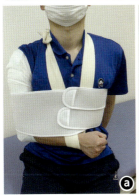
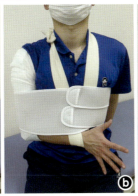
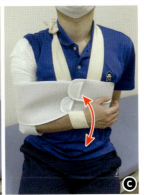

手関節〜指は外固定中の自動運動を指示します．

手指は日常生活に使ってよいですが，使うと手が体幹の正中方向にズレる傾向があります．

## 2 ズレやすいので注意する

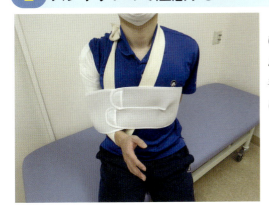

最初は前腕を正確に身体の前方に固定していても，徐々に肘が身体の真横に，手が体幹の正中方向にズレる傾向があります．こうなると上肢の安定性は劣ります．とはいえ手は使いやすいので，患者が自宅生活の場合は，痛みが軽ければ黙認することもあります．

## 3 仰臥位時は小枕を入れる

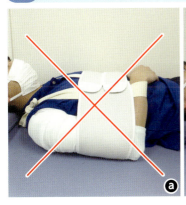
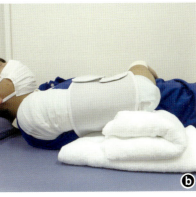

仰臥位の際は，肘と床の間に小枕を置くと，前述のズレが発生しにくいです（ⓑ）．

第2章 各論

## §2 上肢外固定の作成

# 5 上肢バイバルブシーネ（前腕重視）

movie 6

## 1 手技のまとめ

**特徴** 前腕を前後からはさむバイバルブシーネなので，前腕の固定性がよいです．肘部分でシーネを折り返して上腕も固定するので，前腕回内外と肘屈伸が制限されます．裏表の区別のあるスプリント材の場合，顆部以遠はフェルトパッドの厚い方が皮膚に接しますが，それより近位の折り返した上腕部分はスプリント材の薄い方が皮膚に接することになります．しかし同部は骨の突出がなく軟部組織が厚いので，問題は生じません．前腕骨幹部骨折の外固定に適しており，同骨折に長上肢シーネを使ってはいけません．

**適応** 前腕骨幹部骨折

**用意するもの** スプリント材3インチ，包帯，ハサミ，水，タオル，首から下げる場合はストッキネット2号または三角巾（巻いて帯状にして使います）

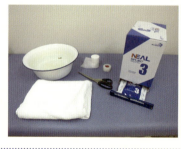
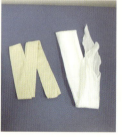

**助手への指示** 巻き始めにスプリント材の端がズレないように，手部を押さえます．その際，肘関節90°となるように患肢を吊り下げます．

**注意** 小児の変形した前腕骨折を徒手整復する場合は，スプリント材を装着してから徒手整復して，スプリント材の硬化まで保持します（整復が先だと患者がパニックになって外固定を装着できません）．

## 2 完成イメージ

### 1 出来上がり

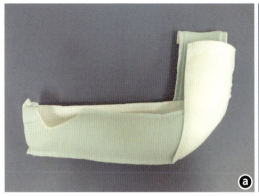
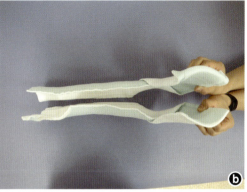

シーネは肘部分で折り返されています．上腕部分はフェルトパッドの薄い方が皮膚に接することになります．

### 2 出来上がり（装着）

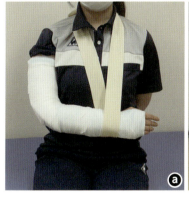
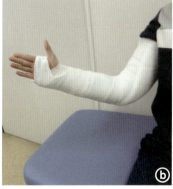

首から下垂するには，三角巾よりもストッキネット（2号）によるカラーカフがよいです（ⓐ）．

母指CM関節と指のMP関節の可動性が良好なので，握ってつまむ動作ができます（ⓑ）．

## 3 実際の手技

### 1 患者の体位

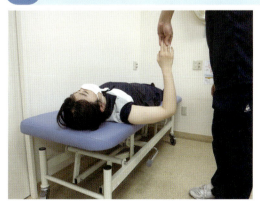

患者は仰臥位で，助手が患者の指を持って患肢を吊り下げ，肘関節屈曲90°，前腕回内外中間位で維持します．

## 2 患者の上肢の長さを測る

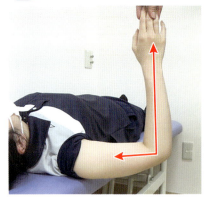

遠位手掌皮線から上腕近位までの長さ（←→）を測り，測った長さより数cm長く，スプリント材を2本切り出します（背側は中手骨頭まで覆うため，遠位手掌皮線まで覆う掌側よりも少し長く必要になります）．

## 3 切り出したスプリント材を合わせる

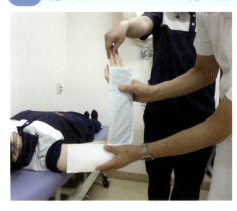

切り出したスプリント材の一端を患者の手に合わせ，上腕部で長さを確認します．長すぎる場合は切って調整します．

## 4 手掌部分をトリミングする

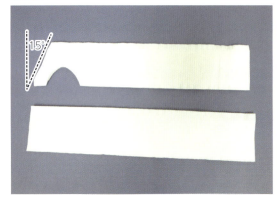

手掌に当たるシーネの遠位端は，約15°の角度で尺側が短くなるように切除します．

母指が対立できるよう，母指球部分を半円状に切除します．

## 5 スプリント材を水に浸け，絞る

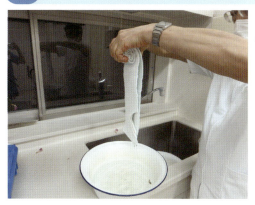

スプリント材を水に浸した後，巻き上げて水を絞り，さらに乾いたタオルとともに巻き上げて水気をとります．

## 6 スプリント材の一端を患者の手に合わせる

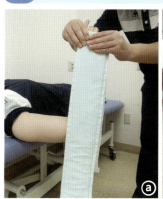
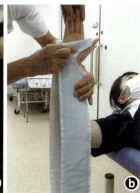

手掌と手背でスプリント材の位置をそれぞれ合わせて助手が保持します．背側は中手骨頭まで覆い（ⓐ），掌側は遠位手掌皮線まで覆います（ⓑ）．

## 7 前腕部分から包帯を巻き始める

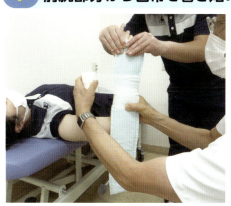

前腕部分から包帯を巻き始め，次いで手部を巻きます．スプリント材の位置がズレていれば修正します．巻くときには，母指球や示指〜小指の基節部に包帯がかからないようにします．母指〜示指間を包帯が通る際は，縦折りにしたり折り返したりして横幅を狭くします（第2章 §1-4「包帯の巻き方」③-⑥，⑧参照）．

## 8 肘部でスプリント材を折り返し，上腕まで包帯を巻き切る

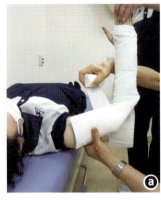
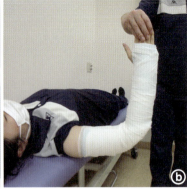

包帯を肘窩まで巻いたら，垂れ下がったスプリント材の片方を折り返して上腕に包帯で固定し（ⓐ），次いでもう片方も折り返して包帯で固定します．

続いて，上腕のスプリント材近位端まで包帯を巻き切ります（ⓑ）．スプリント材が長い場合は，折り返して包帯で巻き込みます．

## 9 モールディングする

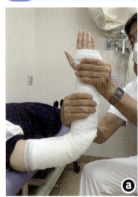
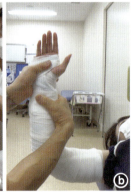

包帯を巻き終えたら，手〜前腕部分が扁平になるようモールディングします．

## 10 変形がある場合は徒手整復し，硬化まで保持する

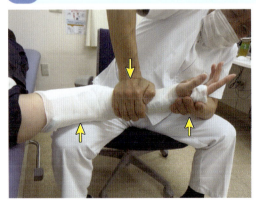

前腕骨幹部骨折の変形が残存している場合は，ここで徒手整復します．スプリント材が硬化するまで三点固定（第2章§1-2「三点固定」参照）を保持します．

### 11 包帯を巻き足す

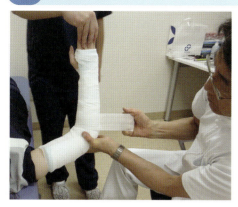

　モールディングすると，巻き終わったときにピッタリだった包帯が緩くなることが多いです．その場合は，緩い部分に上から包帯を巻き足します．

## 4 完成後

### 1 患肢を下垂する

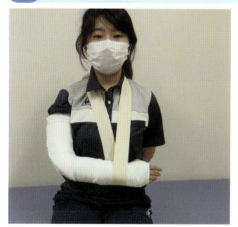

　外固定後の患肢を首から下げるには，2号ストッキネットを用いたカラーカフがよいです（三角巾を巻いて帯状にしてもよいです）．
　三角巾は前腕を面で支えたいときに有用ですが，前腕が水平になりません（手が肘よりも下がります）．

### 2 患肢の挙上と手指の運動を指示する

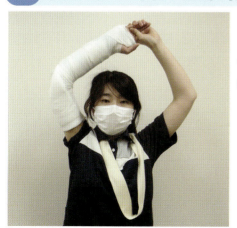

　患者に対し，患肢の挙上と手指の運動を指示します．
　患肢の挙上は患肢の腫脹の軽減とともに，肩関節の拘縮防止の意味があります．手指の運動は，手の腫脹の軽減と，手指の拘縮防止の目的で行います．

第2章 各論

§2 上肢外固定の作成

# 6 前腕シーネ

## 1 手技のまとめ

**特徴** 手と前腕を固定するシーネで，簡便ですが固定性は逆シュガートング（第2章§2-7「前腕逆シュガートング」参照）に劣ります．手掌の皮膚は厚くて丈夫なので，通常は掌側に装着します．一方，手～手関節の背側は皮下組織が薄いので，背側から固定することは少ないです．

**適応** 橈骨遠位端骨折，手関節捻挫，手根骨脱臼

**用意するもの** スプリント材3インチ，包帯，ハサミ，水，タオル，首から下げる場合はストッキネット2号または三角巾（巻いて帯状にして使います）

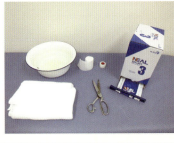
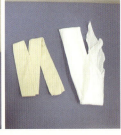

**助手への指示** 患者が手掌面を上に向けること（前腕回外）ができれば，助手なしで作成できます．助手の手伝いがある場合は，片手で患者の手とスプリント材の遠位端を掴み，反対の手でスプリント材の近位端を保持してもらいます．

**注意** 患肢で握ってつまめる外固定をめざします．包帯は，固定性のために手背の十分遠位まで巻きます．示指の動きを制限しないために，母指示指間では包帯を折って横幅を狭くします．また，母指CM関節の動きを制限しないために，母指球を避けて巻きます．

## 2 完成イメージ

### 1 出来上がり

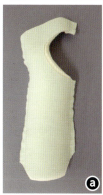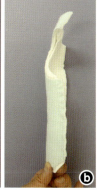

母指球部分に切り込みを入れます．MP関節の屈曲ができるようにシーネの遠位端は遠位手掌皮線までですが，示指側に比べて小指側は少し短く作ります．

### 2 出来上がり（装着）

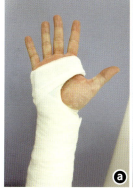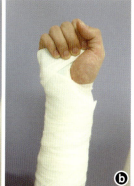

肘屈伸と前腕回内外ができるので，手を対象物にもっていけます．手関節を軽度背屈位にすると，手指が使いやすいです．母指球部分を切り込むので，母指でつまむことができます．包帯は母指球を避けて巻きます．

## 3 実際の手技

### 1 患者の体位

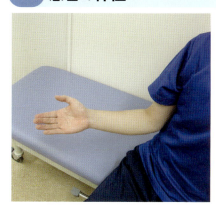

患者は座位をとり，前腕を前に出して手掌を上に向けます（前腕回外位）．

## 2 患者の前腕の長さを測る

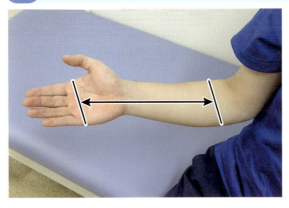

遠位手掌皮線から前腕近位（肘窩から3cm程度）までの長さを測り，測った長さでスプリント材を切り出します．短くなるよりは，少し長いぐらいで切ります．

## 3 スプリント材をトリミングする

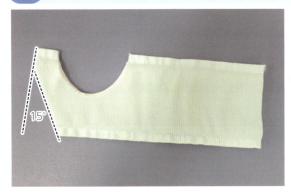

スプリント材の表裏を間違えないようにします．スプリント材の遠位端を，約15°の角度で尺側が短くなるように切除します．また，母指が対立できるよう，母指球部分を半円状に切除します．

## 4 スプリント材を仮装着し，長さを確定する

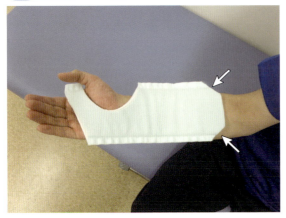

スプリント材を患部に合わせて，長さを確認します．スプリント材が長ければ，近位端を切除するか，巻き終わりに折り曲げます．近位端の角を切除してもよいです（⇨）．

## 5 スプリント材を水に浸け，絞る

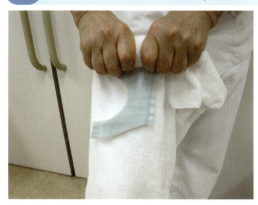

スプリント材を水に浸した後，巻き上げて水を絞り，さらに乾いたタオルとともに巻き上げて水気をとります．

## 6 回外した前腕～手掌にスプリント材を乗せる

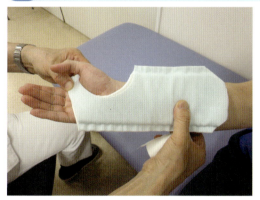

前腕を水平に差し出させ，上を向いた前腕～手掌にスプリント材を乗せ，遠位端の位置を合わせます．

## 7 包帯を巻き始める

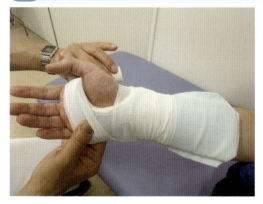

前腕部分から包帯を巻きます．包帯を巻く方向にスプリント材がズレやすいので注意します．

### 8  手部の包帯の巻き方

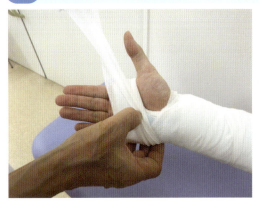

包帯が母指球や示指〜小指の基節部にかからないように巻きます．包帯の折り返しを用いると容易です．

この際，スプリント材の遠位端の位置がズレていれば修正します．

手背では，十分遠位まで包帯を巻きます．

### 9  母指〜示指間の包帯通過

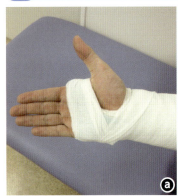 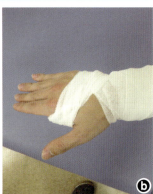

母指〜示指間では，包帯を折り返して包帯の横幅を狭くします（ⓐ）．手背では，十分遠位まで包帯を巻きます（ⓑ）．

### 10  前腕近位部の包帯の巻き方

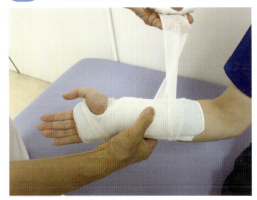

最後に近位端を巻きます．包帯は面で密着させ，そのために包帯の方向が近位に傾きすぎたら折り返して包帯の方向を修正します．スプリント材が長すぎる場合は折り曲げて，上から包帯で押さえます．

## 11 扁平にモールディングし，完成

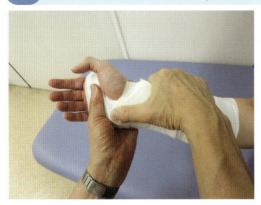

包帯を巻き終わったら，スプリント材が患肢に密着して扁平になるように，前後（掌側と背側）より圧迫してモールディングします．橈尺側から圧迫してはいけません．

# 4 完成後

## 1 首から下げる場合

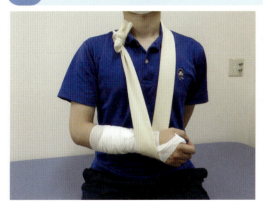

必ずしも患肢を首から下げなくてもよいですが，下げる場合は2号ストッキネットを用いたカラーカフがよいです（三角巾を巻いて帯状にしてもよいです）．

広げた三角巾は前腕を面で支えたいときに有用ですが，前腕が水平にならない（手が肘よりも下がる）欠点があります．

## 2 患肢の高挙を勧める

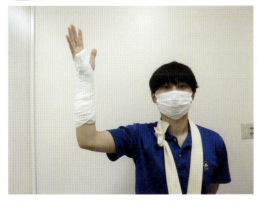

患者に対し，患肢の挙上と手指の運動を指示します．

患肢の挙上は患肢の腫脹の軽減とともに，肩関節の拘縮防止の意味があります．手指の運動は，患肢の腫脹の軽減と，手指の拘縮防止の目的で行います．

多くの場合，外固定後の患肢は日常生活に使ってもらって問題ありません．

第2章 各論

## §2 上肢外固定の作成

# 7 前腕逆シュガートング

## 1 手技のまとめ

**特徴** 手と前腕を前後からはさむシーネで，遠位は母指〜示指間でつながっています．前後からはさむので，固定性がよいです．前腕回内外と肘屈伸ができるので，患肢を使うことができます．

**適応** 橈骨遠位端骨折，手関節捻挫，手根骨脱臼

**用意するもの** スプリント材3インチ，包帯，ハサミ，水，タオル，首から下げる場合はストッキネット2号または三角巾（巻いて帯状にして使います）

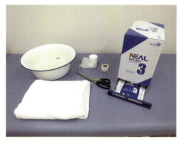
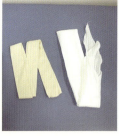

**助手への指示** 片手で患者の指先を掴んで手〜前腕を垂直に保持し，反対の手でスプリント材がズレないように保持しつつ，手関節を固定肢位で保持してもらいます．

**注意** 手背側が短くなることが多いので注意します（手背側は中手骨頭まで覆うこと）．小児の橈骨遠位骨幹部骨折では上腕までの外固定が必要なので，この前腕逆シュガートングを用いてはいけません．

## 2 完成イメージ

### 1 出来上がり

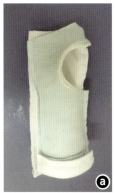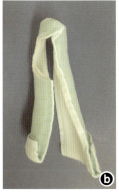

掌側（前方）のシーネと背側（後方）のシーネが，母指〜示指間で連続した構造です．手の安定のために手背側は長く，MP関節屈曲のために手掌側は短く作ります（ⓐ）．

写真の外固定は，長めに切り出したスプリント材の近位端を折り返しました．短く作るよりもはるかによいですが，掌側と背側で近位端の長さが違っているのはよくないです（ⓑ）．

### 2 出来上がり（装着）

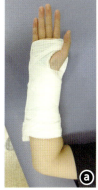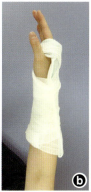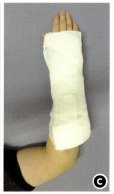

前腕回内外と肘屈伸ができるので，手を対象物にもっていけます．手関節を軽度背屈位にすると手指が使いやすいです．母指球部を切除したので，母指でつまむことができます．包帯は母指球を避けて巻くようにします．

写真は図示のために包帯を薄く巻きましたが，実際はもっとしっかり巻いてください．

## 3 実際の手技

### 1 患者の体位①

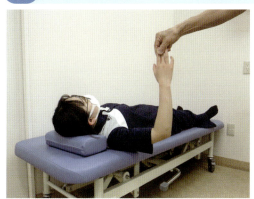

患者は仰臥位で，患肢の肘をベッドに接地し，助手が指先を持って手〜前腕を垂直に保持します．写真は肘が浮いていますが，ベッドに接地させる方が安定します．

## 2 患者の体位②

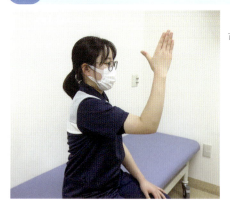

患肢の痛みが軽く安定していれば，助手なしで患者は座位でも可能です．

## 3 患者の前腕の長さを測る

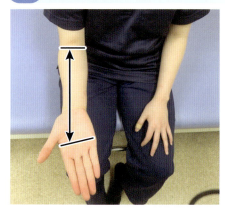

前腕近位（肘窩から3cm程度）から遠位手掌皮線までの長さ（←→）を測り，その2倍の長さに数cm足した長さでスプリント材を切り出します（短くなるよりは，長くて余る方がよいです）．

## 4 切り出したスプリント材を合わせる

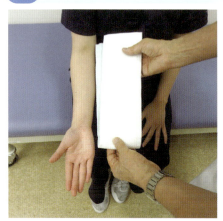

スプリント材を二つ折りにして，患肢に合わせて長さを確認します．スプリント材が長い場合は近位端を切って，長さを調節します（巻き終わりに折り曲げてもよいです）．

## 5 スプリント材をトリミングする

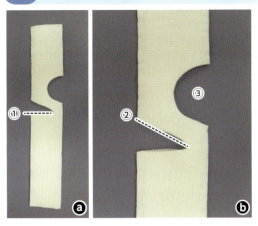

スプリント材の表裏を確かめ,二つ折りにした状態で折り目の尺側3/4をハサミでカットします(①).次に,手掌側の遠位端を約15°の角度で尺側が短くなるように切除します(②).そして母指が対立できるよう,母指球部分を半円状に切除します(③).

## 6 スプリント材を水に浸け,絞る

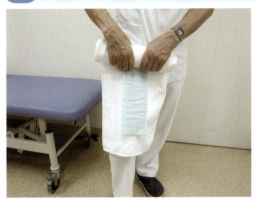

スプリント材を水に浸した後,巻き上げて水を絞り,さらに乾いたタオルとともに巻き上げて水気をとります.

## 7 立てた前腕に吊り下げる

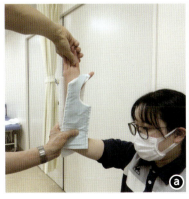
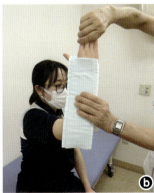

前腕を垂直に立て,二つ折りにしたスプリント材を母指〜示指間にひっかけます.

写真では助手の手を省略していますが,助手に患者の指先とスプリント材を持ってもらうと巻きやすいです.

## 8 包帯を巻き始める

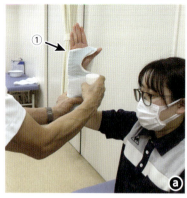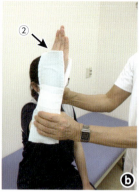

　スプリント材の掌側の遠位端を遠位手掌皮線に（①），背側の遠位端を中手骨頭に（②）合わせて保持し，包帯を巻きます．
　背側の遠位端（②）が短くなりやすいので注意します．

## 9 手部の包帯の巻き方

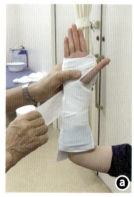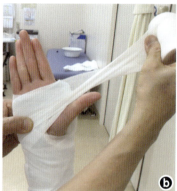

　包帯が母指球や示指〜小指の基節部にかからないように巻きます．包帯の折り返しを用いると容易です．
　母指示指間では，包帯を折り返して横幅を狭くします（ⓑ）．
　手背では，十分遠位まで包帯を巻きます．

## 10 扁平にモールディングし，完成

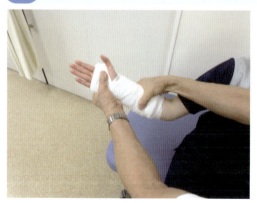

　包帯を巻き終わったら，スプリント材が患肢に密着して扁平になるように，前後（掌側と背側）より圧迫してモールディングします．橈尺側から圧迫してはいけません．

# 4 完成後

## 1 首から下げる

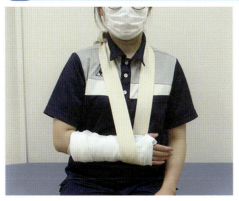

外固定後の患肢を首から下げるには，2号ストッキネットを用いたカラーカフがよいです（三角巾を巻いて帯状にしてもよいです）．

三角巾は前腕を面で支えたいときに有用ですが，前腕が水平にならない（手が肘よりも下がる）欠点があります．

## 2 患肢の高挙を勧める

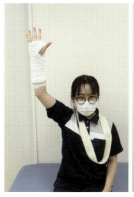 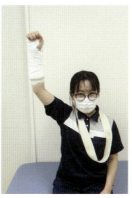

患者に対し，患肢の挙上と手指の運動を指示します．

患肢の挙上は患肢の腫脹の軽減とともに，肩関節の拘縮防止の意味があります．手指の運動は，患肢の腫脹の軽減と，手指の拘縮防止の目的で行います．

## 3 患肢の使用を勧める

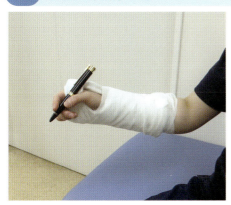

前腕の回内外，肘関節の屈伸運動ができます．母指CM関節の動きが自由で，つまみ動作（ピンチ）ができます．

多くの場合，外固定後の患肢は日常生活に使ってもらって問題ありません．

第2章 各論

## §2 上肢外固定の作成

# 8 前腕シュガートング

movie 9

## 1 手技のまとめ

**特徴** 手〜前腕を前後からはさむシーネが近位でつながっている構造で，前後からはさむので手〜前腕の固定性がよいです．手関節を掌屈位や背屈位で固定することも可能です．また，前腕回内外が制限されるので，遠位橈尺関節の安静が得られます．肘屈伸も制限しますが，不完全なので，患者が肘屈伸を続けるとシーネがズレます．日常生活で患肢を使うことは困難なので，遠位橈尺関節損傷のない橈骨遠位端骨折には使わない方がよいです．

**適応** 遠位橈尺関節損傷，遠位橈尺関節損傷を伴う橈骨遠位端骨折

**用意するもの** スプリント材3インチ，包帯，ハサミ，水，タオル，ストッキネット2号または三角巾（下垂用）

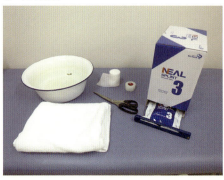
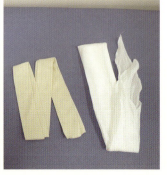

**助手への指示** 患者の手を持って前腕垂直，肘関節屈曲90°を保ちます．スプリント材の手掌部をズレないように持ち，手背部のスプリント材を引っ張って保持して，肘部でスプリント材が密着するようにします．

**注意** 手背部分が短くなってしまうことが多いので，長く作って折り返す方がよいです．小児の橈骨遠位骨幹部骨折では上腕までの外固定が必要なので，この前腕シュガートングを用いてはいけません．

# 2 完成イメージ

## 1 出来上がり

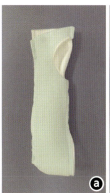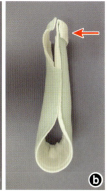

掌側（前方）のシーネと背側（後方）のシーネが，上腕骨顆部の後方でつながった構造です．長さの調節が難しいため，長めに作って手背で折り曲げるのがよいです（ⓑ →）．

## 2 出来上がり（装着）

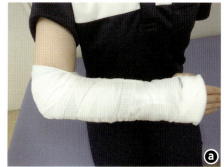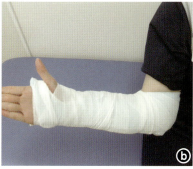

前腕回内外が制限されるので，遠位橈尺関節損傷の安静に適します．肘屈伸も制限しますが，不完全なので，患者が肘屈伸を続けるとシーネがズレます．手を対象物にもっていけないので，握ってつまめるように作成しても，日常生活ではあまり使えません．

# 3 実際の手技

## 1 患者の体位

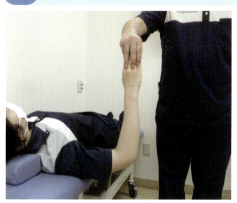

患者は仰臥位で，助手が患者の手を持って患肢を吊り下げ，肘関節屈曲90°，前腕回内外中間位で維持します．患者座位でも作れますが，前腕が垂直にならないことが多く，少し作りにくいです．

## 2 患者の前腕の長さを測る

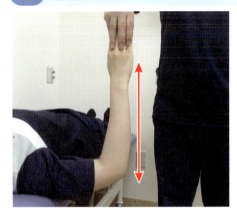

橈骨遠位手掌皮線から上腕骨顆部後方までの長さを（⟷）測り，その2倍に数cm足した長さでスプリント材を切り出します．

## 3 切り出したスプリント材を合わせる

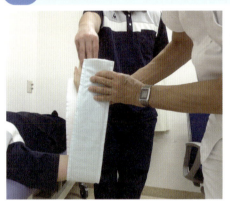

切り出したスプリント材を患肢に合わせて長さを確認します．あまり長いと切って調節しますが，少し長いぐらいがよいです．

## 4 手掌部分をトリミングする

手掌に当たるシーネの遠位端は，約15°の角度で尺側が短くなるように切除します（①）．また，母指が対立できるよう，母指球部分を半円状に切除します（②）．

## 5  スプリント材を水に浸け，絞る

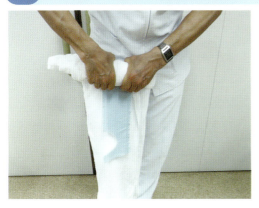

スプリント材を水に浸した後，巻き上げて水を絞り，さらに乾いたタオルとともに巻き上げて水気をとります．

## 6  スプリント材の一端を患者の手掌に合わせる

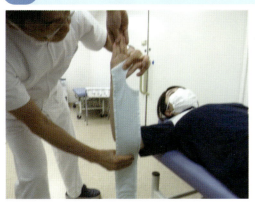

スプリント材の掌側遠位端を遠位手掌皮線に合わせて，助手が保持します．

## 7  スプリント材の残りを前腕〜手背に合わせる

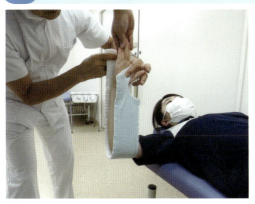

スプリント材を前腕前方から肘をまわって前腕後面，そして手背に合わせ，助手が両端を患者の手とともに保持します．この際，手背側でスプリント材を引き上げて，肘部でスプリント材を密着させます．前腕垂直と肘屈曲90°を維持するようにします．

### 8 包帯を巻き始める

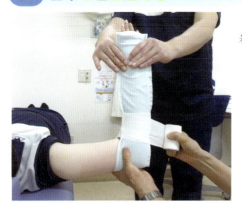

助手の手を邪魔しないよう，前腕部分から近位方向へ包帯を巻いていきます．

### 9 手部に包帯を巻く

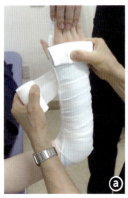
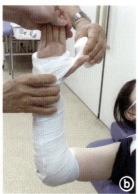

前腕部分を巻いたら，手部に包帯を巻きます．その際，手背部分のスプリント材遠位端を，中手骨頭を覆う長さで折り曲げて包帯で押さえます（ⓐ）．

母指球や示指〜小指の基節部に包帯がかからないように巻きます．母指〜示指間を包帯が通る際は，縦折りにしたり折り返したりして，横幅を狭くします（ⓑ）．

### 10 モールディングする

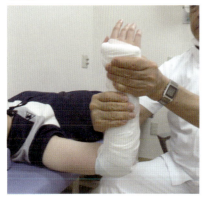

包帯を巻き終えたら，スプリント材が患肢に密着して扁平になるように，前後（掌側と背側）より圧迫してモールディングします．橈尺側から圧迫してはいけません．

### 11 包帯を巻き足す

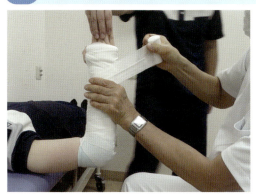

モールディングすると，巻き終わったときにピッタリだった包帯が緩くなることが多いです．その場合は，緩い部分に上から包帯を巻き足します．

## 4 完成後

### 1 患肢を下垂する

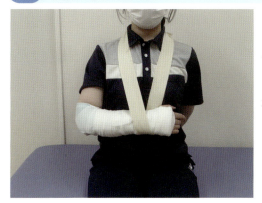

外固定後の患肢を首から下げるには，2号ストッキネットを用いたカラーカフがよいです（三角巾を巻いて帯状にしてもよいです）．

三角巾は前腕を面で支えたいときに有用ですが，前腕が水平になりません（手が肘よりも下がる）．

### 2 患肢の使用を勧める

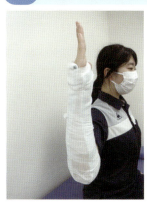

下垂を外しての高挙や手指の運動を指示します．しかし，肘の屈伸と前腕の回内外が高度に制限されるので，日常生活での手の使用は制限されます．肘を屈伸するとシーネがズレるので，患者に肘の屈伸を控えるよう指示します．

第2章 各論

§2 上肢外固定の作成

# 9 指の外固定

## 1 手技のまとめ

**特徴**　指は皮下組織が薄いので，外固定が効果的に作用します．一方，指の関節拘縮は高度の機能障害に直結するので，関節拘縮をつくらない配慮が必要です．具体的には，外固定の範囲を無駄に拡大しないこと，MP関節はできるだけ固定を避け，固定する場合は屈曲位にすること，外固定していない関節の運動を患者に指示することです．

**用意するもの**　buddy taping…テープ（絆創膏）
アルミ副子…ペンチ，ラジオペンチ，テープ
フェルトパッド付きスプリント材…ハサミ，水を入れたバケツか洗面器，タオル，包帯，包帯を留めるテープ

**助手への指示**　助手は不要なことが多いですが，患指に処置をする際に隣接指を離して保持させることがあります．

**注意**　指の外固定では，患指以外の指を動かすことができ，その手が日常生活で使えるのが望ましいです．MP関節は伸展位固定で容易に拘縮するので，不必要な固定を避け，固定する場合は屈曲位で固定します．

## 2 実際の手技

### 1 buddy taping（隣接指と固定）①

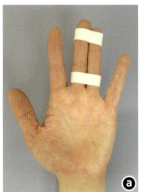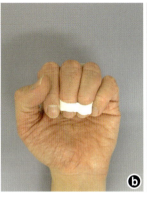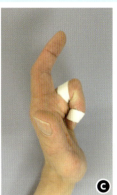

隣接指を支えとして，患指を安定させます（ⓐ）．指の内外反は抑制しますが，屈伸できることが利点です（ⓑ，ⓒ）．母指には使えません．指の間にガーゼをはさんでもよいです．

### 2 buddy taping（隣接指と固定）②

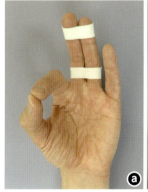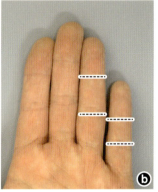

中指の損傷ならば，環指と固定する方が，示指が使えるので患者は快適です（ⓐ）．

環指の損傷ならば，中指と固定します．

小指の損傷なら環指に固定するしかありませんが，環指と小指では関節の位置が違うので，指の屈伸は不自然になります（ⓑ：---は指関節の位置）．

### 3 指のガーゼ/包帯は薄い方がよい

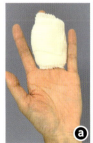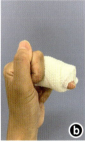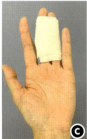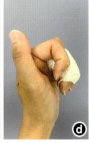

buddy tapingの利点は指を屈伸できることですが，挫創などのためにガーゼ/包帯を厚く当てると（ⓐ），指の動きは制限されます（ⓑ）．出血が少ないならガーゼをハサミで切るなどしてできるだけ狭く薄く当て，包帯も必要最小限に巻いて（ⓒ），できるだけ指を屈伸できるようにします（ⓓ）．

### 4 アルミ副子①

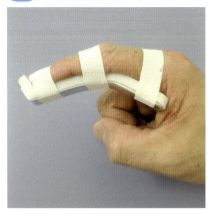

ペンチで適切な長さに切り，ラジオペンチなどで曲げて，患指にテープ固定します．先端を短く曲げて指先に接触させるとズレにくいうえ，ズレるとすぐわかります．

### 5 アルミ副子②

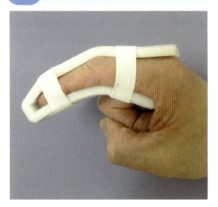

指先で曲げてシュガートング型にすると，固定性が増します．

### 6 アルミ副子③

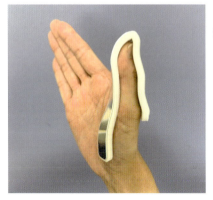

アルミ副子で，母指をMP関節よりも近位まで固定する場合は，母指球の形状に合わせて近位部分を少し捻ります．

## 7 フェルトパッド付きスプリント材

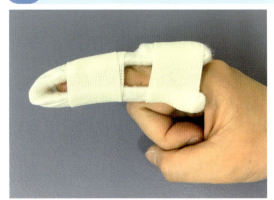

指用のサイズがあり,指の外固定に有用です.アルミ副子を指に合わせて曲げるよりも,短時間で適合性のよい外固定が作れます.

## 8 MP関節を固定する場合は,屈曲位が望ましい

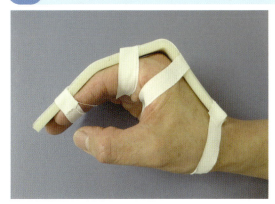

PIP関節以遠の損傷では,できるだけMP関節は固定しません.基節骨骨折を外固定するときは,MP関節を屈曲位で固定します.

第2章 各論

## §3 下肢外固定の作成

# 1 長下肢シーネ（2枚重ね）

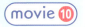

## 1 手技のまとめ

**特徴** 　大腿～下腿（～足）の後方シーネをスプリント材1枚で作成すると明らかに強度不足なので，スプリント材を2枚重ねにすることを勧めます．尖足を避けたい場合は，足部まで固定します．脛骨骨幹部骨折の場合は，より固定性のよい長下肢バイバルブシーネ（第2章§3-2「長下肢バイバルブシーネ」参照）を選択する方がよいです．

**適応** 　膝関節捻挫，膝蓋骨骨折，脛骨顆間隆起骨折，脛骨高原骨折

**用意するもの** 　スプリント材4～5インチ，包帯，ハサミ，水，タオル，下腿の下に置く枕（または毛布などを畳んだもの）．スプリント材は強度の高いグラスファイバー製が望ましいです．

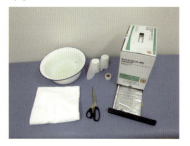

**助手への指示** 　助手が最低1人必要，できれば2人欲しいです．膝関節と足関節の角度を保つように指示します．

**注意** 　短く作るぐらいなら，長く切り出して折り曲げます（または切ります）．スプリント材をそのまま2枚重ねるよりも，フェルトパッドを外して芯材を直接重ね，改めてフェルトパッドで包むとさらに強度が上がります．

# 2 完成イメージ

## 1 出来上がり

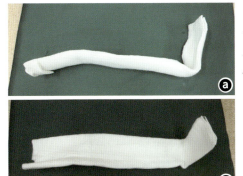

　2枚重ねにするには，①同じ長さのスプリント材を2枚重ねる方法，②2倍の長さのスプリント材を折り返す方法，③フェルトパッドを外して芯材を直接重ね，改めてフェルトパッドで包む方法があります．③では，近位の横幅を広くすることができます．

## 2 出来上がり（装着）

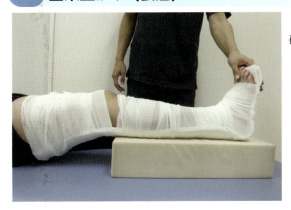

　完全に硬化するまで，足関節の角度を維持します．砂嚢などで押さえてもよいです．

# 3 実際の手技

## 1 患者の体位／下肢の長さを測る

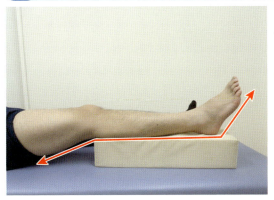

　患者はベッド上に仰臥位をとります．下腿は高さ15～20 cm程度の枕か，畳んだ毛布などの上に置きます．
　坐骨から5 cm程度遠位の位置を近位の端としますが，固定性を求めるなら坐骨まで延ばしてもよいです．
　遠位は，足関節を固定しない場合は内外果の少し近位まで，固定する場合はつま先まで計測します．写真は足関節を固定する場合の計測範囲です．

## 2　スプリント材を水に浸け，絞る（スプリント材をそのまま2枚重ねるとき）

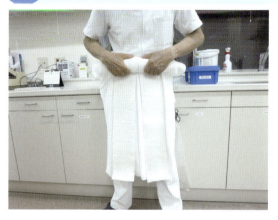

スプリント材を水に浸した後，巻き上げて水を絞り，さらに乾いたタオルとともに巻き上げて水気をとります．

## 3　スプリント材から芯材をとり出して水に浸ける（芯材を直接重ねるとき）

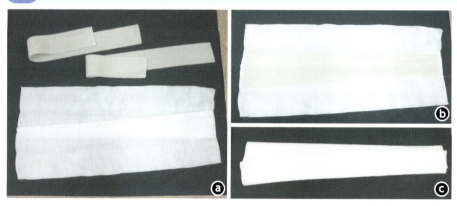

フェルトパッドの一方を剥がして開き，芯材をとり出します．そして2枚のフェルトパッドを向かい合わせに設置しますが，シーネの一方を幅広にしたいときはV形に設置します（ⓐ）．芯材を水に浸けて絞り（タオルは不要），フェルトパッドの上に2枚の芯材を重ねて乗せます（ⓑ）．そして開いたフェルトパッドを閉じて，芯材を覆います（ⓒ）．

## 4　助手はスプリント材と爪先を一緒に持ち，下肢を持ち上げる

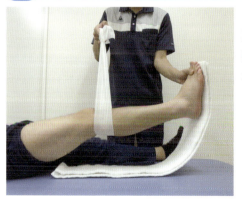

助手はスプリント材の遠位端と爪先を一緒に持ち，もう片方の手で膝窩に回した包帯を掴んで下肢を持ち上げます．下腿を置いていた枕は包帯巻きの邪魔になるので外します．助手がもう1人いれば，スプリント材を支持します．

## 5 足→下腿→大腿の順に，スプリント材を包帯で固定する

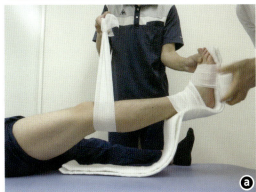
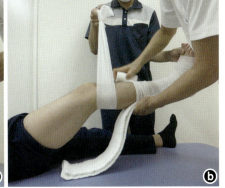

包帯を足から巻き始めます（ⓐ）．スプリント材を下肢に密着させながら，包帯を近位へ巻き進めます（ⓑ）．助手がもう1人いれば，スプリント材を下肢に密着させる補助をします．

## 6 スプリント材が長すぎる場合は折り曲げる

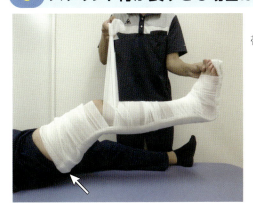

スプリント材が長すぎる場合は折り曲げて，その上から包帯を巻きます（⇨）．

## 7 患肢を枕の上に置き，硬化を待つ

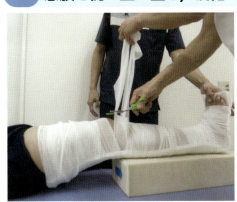

枕を患肢の下に戻して，患肢をその上に置いて硬化を待ちます．膝窩に回した包帯は切って引き抜きます．

この際，膝関節と足関節の角度を保ちます．特に足関節はスプリント材の硬化まで手を離してはいけません．砂嚢などで保持してもよいです．

第2章 各論

§3 下肢外固定の作成

## 2 長下肢バイバルブシーネ

movie 11

### 1 手技のまとめ

**特徴** 大腿〜下腿を前後のシーネではさむので，後方だけのシーネよりも強度があり，ねじれにも強いです．強度を増すために，後方のシーネは2枚重ねにします．尖足を避けたい場合や脛骨骨幹部骨折では足部まで固定しますが，大腿骨顆上骨折や脛骨近位端骨折では足関節の固定は必須ではありません．近位の前方は鼠径部，後方は坐骨近くまで固定できるので，近位の固定性はギプスよりも優れています．ただし，膝蓋骨前方の圧迫創を避けなければなりません．

**適応** 大腿骨顆上骨折，脛骨近位端骨折，脛骨骨幹部骨折

**用意するもの** スプリント材3インチと4インチ（あるいは4インチと5インチ），包帯，下巻き綿，ハサミ，水，タオル，下腿の下に置く枕（または毛布などを畳んだもの）．スプリント材は強度の高いグラスファイバー製が望ましいです．

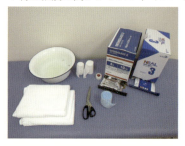

**助手への指示** 助手が最低1人必要，できれば2人欲しいです．膝関節と足関節の角度を保つように指示します．

**注意** テキパキ巻かないと，途中で硬化が始まって体表との適合性が悪くなります．短く作るぐらいなら，長く切り出して折り曲げます（または切ります）．

## 2 完成イメージ

### 1 出来上がり

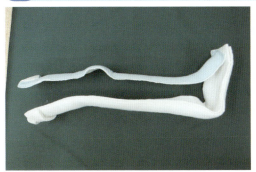

後方シーネは2枚重ねにします．さらに強度が必要な場合は，フェルトパッドを剥がして芯材を直接2枚重ねにして，水に浸けてからフェルトパッドで包み直します．

### 2 出来上がり（装着）

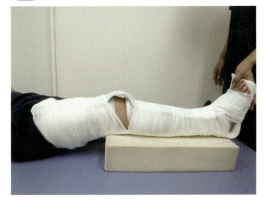

膝蓋骨前方の圧迫創を避けるために，同部は皮膚に接触させないようにします．

近位の固定性をよくするには，前方は鼠径部まで覆い，近位端を斜めに折り返します．後方は坐骨近くまで固定できます．

## 3 実際の手技

### 1 患者の体位／下肢の長さを測る

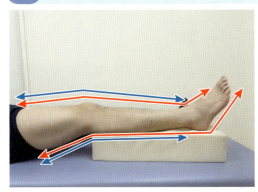

患者はベッド上に仰臥位をとります．下腿は高さ15〜20cm程度の枕か，畳んだ毛布などの上に置きます．

大腿骨顆上骨折の場合は，近位の前方は鼠径部まで，後方は坐骨までを計測します．脛骨骨幹部骨折の場合はそこまで長くなくてよいですが，大腿中央よりも近位まで測ることが望ましいです．

遠位は，尖足を避けたい場合や脛骨骨幹部骨折では前方は足背まで，後方はつま先までを計測します（⟵⟶）．大腿骨顆上骨折や脛骨近位端骨折では，内外果の少し近位まででよいです（⟵⟶）．

## 2 スプリント材を水に浸け，絞る

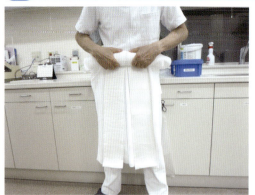

スプリント材を水に浸した後，巻き上げて水を絞り，さらに乾いたタオルとともに巻き上げて水気をとります．

後方シーネは2枚重ねにして強度を高めます．さらに強度が必要な場合は，フェルトパッドを剥がして芯材を直接2枚重ねにして水に浸けてから，フェルトパッドで包み直します（第2章§3-1「長下肢シーネ（2枚重ね）」 ③ - ③ 参照）．

## 3 助手は後方のスプリント材と爪先を一緒に持ち，下肢を持ち上げる

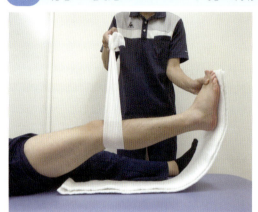

助手は後方のスプリント材の遠位端と爪先を一緒に持ち，もう片方の手で膝窩に回した包帯を掴んで下肢を持ち上げます．下腿を置いていた枕は包帯巻きの邪魔になるので外します．助手がもう1人いれば，後方のスプリント材を支持します．

## 4 足→下腿→大腿の順に，スプリント材を包帯で固定する

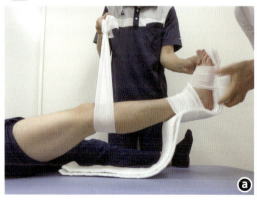 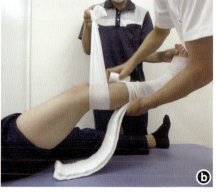

包帯を足から巻き始めます（ⓐ）．スプリント材を下肢に密着させながら，包帯を近位へ巻き進めます（ⓑ）．助手がもう1人いれば，スプリント材を下肢に密着させる補助をします．

## 5 後方のスプリント材の包帯を巻き終えたら，下腿を枕の上に置く

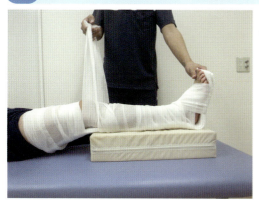

後方のスプリント材の包帯を巻き終えたら，枕を患肢の下に戻して下腿を置き，助手に休んでもらいます．

## 6 畳んだ下巻き綿を，膝蓋骨の前方にテープ固定する

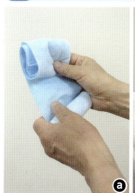
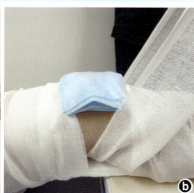

下巻き綿を6〜10重に巻き重ね（ⓐ），膝蓋部に当ててテープで留めます（ⓑ）．これにより，前方シーネが膝蓋部に直接当たらなくなります．

## 7 前方にスプリント材を置き，包帯を巻く

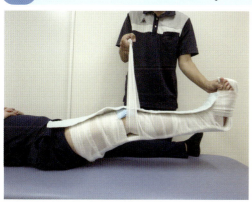

後方よりも幅の狭いスプリント材を切り出し，水に浸けて絞り，下肢前方に置きます．助手は写真のように下肢を持ち上げ，術者は包帯を足から巻いていきます．

### 8 膝蓋骨部は包帯を巻かない

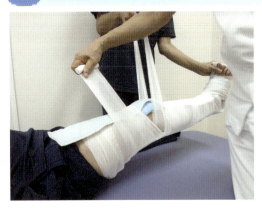

膝蓋骨部の圧迫創を避けるために，同部には包帯を巻かないようにします．

### 9 鼠径部は三角形に折り曲げる

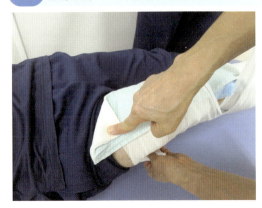

前方のスプリント材の近位は，鼠径部まで長くできます．その場合は近位端を鼠径部に合わせて，三角形に折り曲げます．

### 10 包帯巻きを完了する

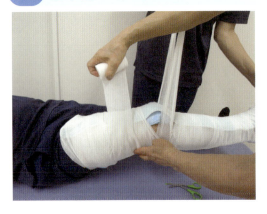

大腿部を巻き上げて，包帯巻きを完了します．

## 11 患肢を枕の上に置き，硬化を待つ

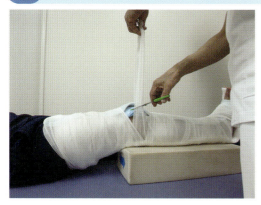

枕を患肢の下に戻して，下腿を置きます．助手は足関節の角度を保ちます．砂嚢などで保持してもよいです．

膝窩に回した包帯を切って引き抜きます．

## 12 膝蓋部の下巻き綿を外す

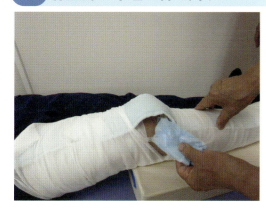

膝蓋部にテープ固定した下巻き綿を除去します．

## 13 包帯を巻き足す

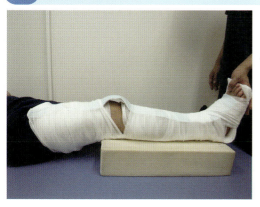

シーネの硬化まで，つま先を保持します．

シーネの硬化後に包帯が緩ければ，その上から包帯をきつく巻き重ねると固定性が増します．

第2章 各論

§3 下肢外固定の作成

# 3 短下肢シーネ

movie 12

## 1 手技のまとめ

**特徴** 足関節を固定するシーネで，下腿後方〜踵後方〜足底に接します．簡便なのでよく使われますが，足関節部の強度が不足気味で，尖足になりやすいです．尖足を防止するには，シーネが十分硬化するまで肢位を保持する必要があります．もしスプリント材1枚で強度不足ならば，スプリント材を2枚重ねるか，足板付きU字シーネ（第2章§3-5「下腿足板付きU字シーネ」参照）を用いる方がよいです．また，足関節の内外反や側方転位を抑制する力も弱いので，これらの抑制が必要な場合は下腿U字シーネ（第2章§3-4「下腿U字シーネ」参照）や足板付きU字シーネ（第2章§3-5「下腿足板付きU字シーネ」参照）を用いる方がよいです．

**適応** 足関節捻挫，アキレス腱断裂（尖足位固定），足関節果部骨折（亜脱臼のないもの）

**用意するもの** スプリント材4インチ，包帯，ハサミ，水，タオル．スプリント材は強度の高いグラスファイバー製が望ましいです．

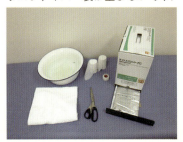

**助手への指示** 足関節の角度を保ちつつ，スプリント材を支持します．

**注意** 踵部は硬化が始まる前に折り畳んで包帯で押さえると強度が増しますが，硬化が始まってからこの操作をすると，皮膚に食い込む恐れがあります．患者が座位ならば，包帯を巻いたらすぐに足底を床に接地して硬化まで待つと，尖足になりにくいです．足関節の角度は，足底接地して歩行できる背屈2〜3°が理想的ですが，急性期で腫脹が高度だったり，背屈すると距骨が脱臼する足関節骨折では尖足位で固定します．

## 2 完成イメージ

### 1 出来上がり

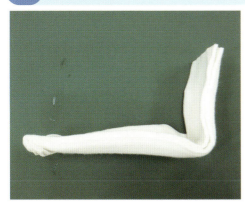

スプリント材を2枚重ねにして足関節部の強度を高め，近位の横幅を広げたものを示します．

2枚重ねにするには，①同じ長さのスプリント材を2枚重ねる方法，②2倍の長さのスプリント材を折り返す方法，③フェルトパッドを外して芯材を直接重ね，改めてフェルトパッドで包む方法があります．②③では，近位の横幅を広くすることができます．

### 2 出来上がり（装着）

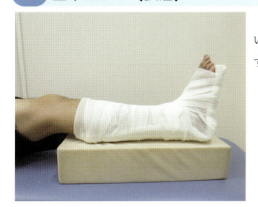

足関節〜腓腹部は太さの違いが大きいので，弾力包帯を用いる場合でも，包帯を巻く際に折り返しを入れる方がよいです．

## 3 実際の手技

### 1 患者の体位

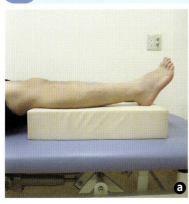
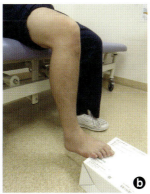

仰臥位と座位の2通りの体位で作成できます．

仰臥位では，患者は診察台やベッド上に仰臥位をとります．下腿は高さ15〜20 cm程度の枕か，畳んだ毛布などの上に置きます（ⓐ）．

座位では，患者は診察台や椅子に座り，つま先を箱や踏み台などに乗せます（ⓑ）．

以下の手技は，仰臥位と座位に分けて記述します．

## 2　仰臥位：患者の下肢の長さを測る

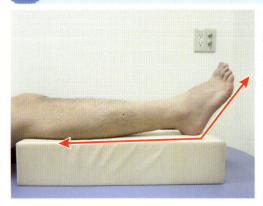

近位は腓骨頭の近位端（◀▶）か，腓骨頭の隆起の下縁から3 cm程度遠位までを計測します（痩せた患者では，後者の方が腓骨神経麻痺のリスクが低いです）．遠位はつま先までを計測します．

## 3　仰臥位：スプリント材を水に浸け，絞る（スプリント材をそのまま2枚重ねるとき）

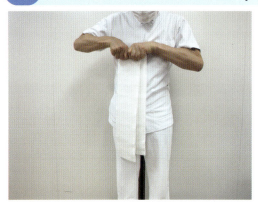

スプリント材を水に浸した後，巻き上げて水を絞り，さらに乾いたタオルとともに巻き上げて水気をとります．

## 4　仰臥位：スプリント材から芯材をとり出して水に浸ける（芯材を直接重ねるとき）

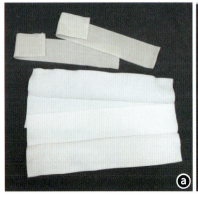
ⓐ

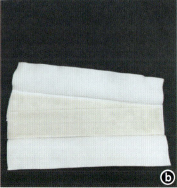
ⓑ

フェルトパッドの一方を剥がして開き，芯材をとり出します．そして2枚のフェルトパッドを向かい合わせに設置しますが，シーネの一方を幅広にしたいときはV形に設置します（ⓐ）．芯材を水に浸けて絞り（タオルは不要），フェルトパッドの上に2枚の芯材を重ねて乗せます．シーネの一方を幅広にしたいときは，芯材をV形に重ねます（ⓑ）．そして開いたフェルトパッドを閉じて芯材を覆います．

## 5  仰臥位：助手がスプリント材と下腿を持ち上げ，術者は包帯を巻く

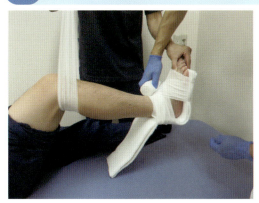

助手は片手でつま先とスプリント材の遠位端を合わせて持ちます．もう一方の手は，膝窩を包帯で吊り下げるか，手で膝窩を直接支持します．その際，膝窩の手はスプリント材の近位端を同時に支持してもよいです．助手は足関節の角度にも注意します．術者は遠位から包帯を巻きます．

## 6  仰臥位：下腿近位まで包帯を巻き進める

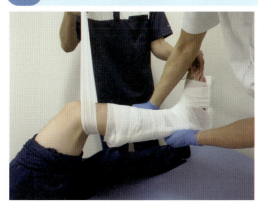

下腿近位まで包帯を巻き進めますが，この部分は太さの変化が大きいので，包帯を密着させようとすると，包帯の進む方向が徐々に近位方向にズレます．方向のズレを修正するには，包帯を折り返します．

## 7  仰臥位：患肢を枕の上に置き，硬化を待つ

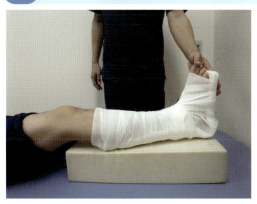

枕を患肢の下に戻して，患肢をその上に置きます．スプリント材の硬化まで足関節を保持しますが，この際つま先のみを保持すると，足指のMP関節が背屈してスプリント材が硬化することがあるので，足底全体を保持します．砂嚢などで保持してもよいです．

## 8 座位：患者の下肢の長さを測る

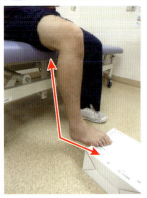

近位は腓骨頭の近位端（⟷）か，腓骨頭の隆起の下縁から3cm程度遠位までを計測します（痩せた患者では，後者の方が腓骨神経麻痺のリスクが低いです）．遠位はつま先までを計測します．

## 9 座位：スプリント材を水に浸け，絞る（スプリント材をそのまま2枚重ねるとき）

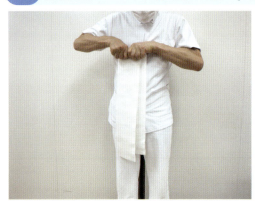

スプリント材を水に浸した後，巻き上げて水を絞り，さらに乾いたタオルとともに巻き上げて水気をとります．

## 10 座位：スプリント材から芯材をとり出して水に浸ける（芯材を直接重ねるとき）

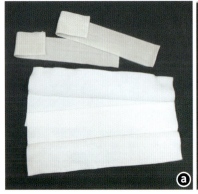
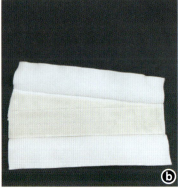

フェルトパッドの一方を剥がして開き，芯材をとり出します．そして2枚のフェルトパッドを向かい合わせに設置しますが，シーネの一方を幅広にしたいときはV形に設置します（ⓐ）．芯材を水に浸けて絞り（タオルは不要），フェルトパッドの上に2枚の芯材を重ねて乗せます．シーネの一方を幅広にしたいときは，芯材をV形に重ねます（ⓑ）．そして開いたフェルトパッドを閉じて芯材を覆います．

## 11　座位：患者のつま先を箱に乗せ，術者は包帯を巻く

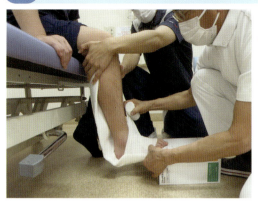

患者のつま先を箱や踏み台などに乗せ，足関節の角度を確認します．スプリント材の近位端を下腿に当てて助手が支持しますが，患者に持ってもらってもよいです．術者は遠位から包帯を巻きます．

## 12　座位：下腿近位まで包帯を巻き進める

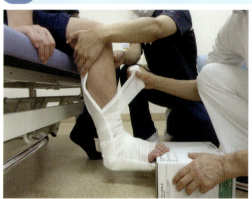

下腿近位まで包帯を巻き進めます．スプリント材が安定したら，助手または患者はスプリント材を押さえた手を離します．

この部分は太さの変化が大きいので，包帯を密着させようとすると，包帯の進む方向が徐々に近位方向にズレます．方向のズレを修正するには，包帯を折り返します．

## 13　座位：足底を床に置き，硬化を待つ

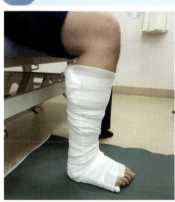

足底を床に置きます．足関節が背屈2～3°になるように足の位置を調節します．この際，下腿が内側や外側に傾かないよう注意します．これらをスプリント材の硬化まで維持します．

# 第2章 各論
## §3 下肢外固定の作成

# 4 下腿U字シーネ

movie 13

## 1 手技のまとめ

**特徴**　下腿〜足部を側方からはさみ込むシュガートング型のシーネです．後足部の側方移動を抑制するので，足関節脱臼骨折における距骨の側方脱臼の整復位維持や，足関節捻挫における足関節内外反の抑制に有用です．しかし足関節底背屈の抑制は弱いので，脛骨遠位端骨折には向きません．一方，このシーネの足部に切り込みを入れると，足関節底背屈がある程度可能で歩行しやすく，足関節装具の代用として使用できます．

**適応**　足関節脱臼骨折（距骨の側方脱臼），足関節捻挫，第5中足骨基部骨折，足関節果部骨折の術後外固定

**用意するもの**　スプリント材3〜4インチ，包帯，ハサミ，水，タオル

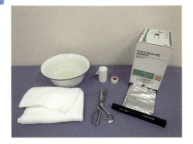

**助手への指示**　仰臥位の場合は助手2人が望ましく，1人が下腿を支持し，1人がスプリント材の両端を近位へ引いて踵に密着させます．伏臥位では垂直に立てた下腿が揺れないように，つま先を保持します．座位でもスプリント材の両端を近位へ引きますが，患者が代わりに引いてくれるなら助手は不要です．

**注意**　シーネ内側部は脛骨に接する方がよいので，包帯を巻くうちに後方にズレることがないよう注意します．果部の密着が重要なので，果部の包帯は念入りに巻きます．尖足になりやすいので，尖足を避けたい場合は足板付きU字シーネ（第2章§3-5「下腿足板付きU字シーネ」参照）を用います．

## 2　完成イメージ

### 1　出来上がり

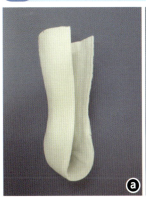
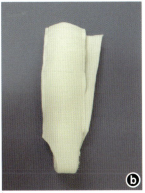

足関節固定用（ⓐ）と歩行用（ⓑ）です．
歩行用は，足部に前後から切り込みを入れます．

### 2　出来上がり（装着）

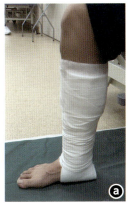
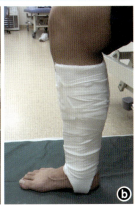

足関節固定用（ⓐ）と歩行用（ⓑ）です．
歩行用は，足関節底背屈がある程度可能です．

## 3　実際の手技

### 1　患者の体位（仰臥位）

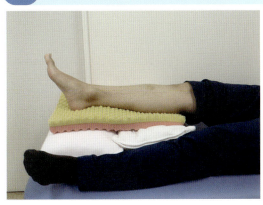

　患者が痛みや合併損傷のために体動困難であれば，仰臥位をとらせます．下腿は高さ15〜20 cm程度の枕か，畳んだ毛布などの上に置きます．
　仰臥位の場合は，助手が2人必要です．

## 2 患者の体位（伏臥位）

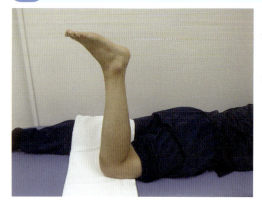

助手2人を確保できない場合は，伏臥位を考慮します．患者を伏臥位とし，膝関節屈曲90°で下腿を垂直に立てさせます．患者が下腿の肢位を保てるならば助手は不要，保てないならば患者のつま先を保持する助手が1人必要です．

## 3 患者の体位（座位）

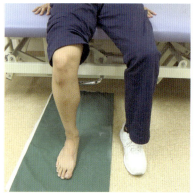

患者が座位をとれて，足底接地が可能（すなわち足関節背屈2～3°が可能）ならば，助手は不要です．その際，患者にスプリント材の両端を両手でつまんでもらいます．しかし，患者の協力が得られないならば，スプリント材を保持するために助手が1人必要です．

歩行用の下腿U字シーネの場合は，座位で作成します．

## 4 患肢の長さを測る

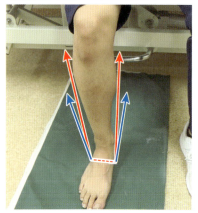

固定性重視で十分長く作成する場合は，脛骨近位から足底踵部をまわり，腓骨頭までを計測します（⟷）．痩せた人で腓骨神経麻痺が心配ならば，外側は腓骨頭から5 cm程度短くします．

足関節装具の代用目的で固定性が重要でなければ，下腿長の2/3程度にします（⟷）．

## 5 スプリント材を仮装着し，長さを確認する

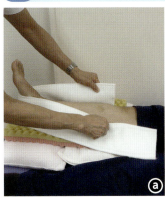 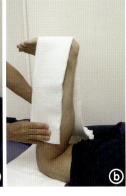 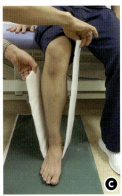

それぞれ仰臥位（ⓐ），伏臥位（ⓑ），座位（ⓒ）です．長すぎる分は切ります．

## 6 歩行用の場合はトリミングする

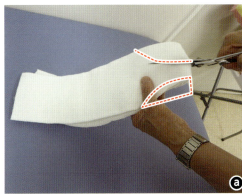 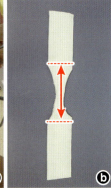

スプリント材の中央部分の約15〜20 cm（⟷）で横幅が1/2になるように切り込みます．装着したときに，内外果に切り込み部がかからないようにします．

## 7 スプリント材を水に浸け，絞る

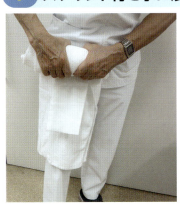

スプリント材を水に浸した後，巻き上げて水を絞り，さらに乾いたタオルとともに巻き上げて水気をとります．

## 8 スプリント材を装着する

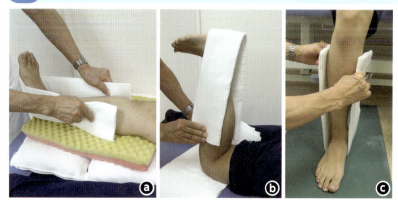

それぞれ仰臥位（ⓐ），伏臥位（ⓑ），座位（ⓒ）です．仰臥位では，助手がスプリント材を近位へ引いて踵に密着させます（ⓐ）．座位でもスプリント材を近位へ引きますが，これは患者に頼んでもよいです（ⓒ）．

## 9 包帯を巻く

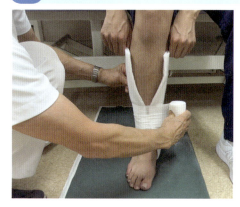

このシーネは果部の密着が重要なので，足関節部の包帯はきつく念入りに巻きます．下腿部分では包帯を巻く方向にシーネがズレやすいので注意します．したがって，シーネ内側部の脛骨への接触を保つには，包帯を外旋方向に巻くのがよいです（写真は内旋方向に巻いています）．

## 10 包帯を巻く（よくない例）

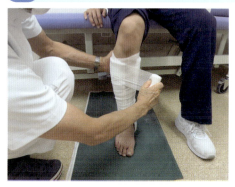

包帯を巻く方向にシーネがズレたので，シーネ内側部が脛骨に接触していません．固定力が低下するので，よくない例です．

## 11 内側シーネと脛骨内側面の位置関係

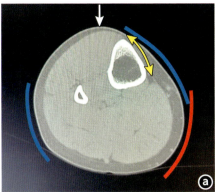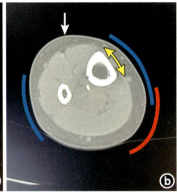

右下腿近位1/3（ⓐ）と遠位1/3（ⓑ）のCTで，脛骨稜（⇨）と脛骨内側面（⇔）を示します．下腿U字シーネは，━で示す位置に設置すれば脛骨と腓骨を支持して安定しますが，内側シーネが後方にズレて設置されると（━），脛骨内側面を有効に支持できず，固定性が低下します．

## 12 足関節脱臼骨折の場合

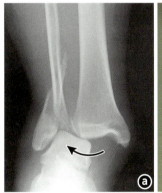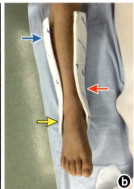

腓骨外果骨片とともに距骨が外方へ転位した足関節脱臼骨折（ⓐ）に下腿U字シーネを装着する場合は，整復と三点固定に留意します．外果と踵骨を外側から圧迫し（⇨），下腿遠位を内側から圧迫します（→）．助手がいれば下腿近位外側を圧迫してもらいます（→，なくてもよいです）（ⓑ）．

## 13 硬化後の包帯（尖足の防止）

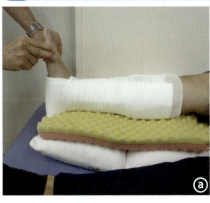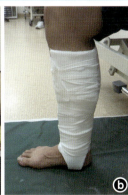

仰臥位では尖足になりやすいので，意識して良肢位に戻すよう患者に指示します．包帯を足部にも巻くことで，尖足が少し軽減します（ⓐでは巻いていません）．歩行用の場合は，シーネ硬化後の包帯は下腿のみでよいです（ⓑ）．

第2章 各論

§3 下肢外固定の作成

# 5 下腿足板付きU字シーネ

movie 14

## 1 手技のまとめ

**特徴** 下腿～足部を側方からはさむU字シーネに足板を組み合わせたもので，U字シーネの特徴である後足部の側方移動の抑制に加えて，足関節の底背屈も抑制します．短下肢シーネよりも尖足になりにくいので，術後の外固定にも有用です．下腿部と足板部は間にフェルトパッドが介在するので，両者は強固な接着ではありません．介在するフェルトパッドをあらかじめ切除してから作成すると，より強固な外固定になります．

**適応** 足関節脱臼骨折（距骨の側方脱臼），足関節果部骨折の術後外固定

**用意するもの** スプリント材3～4インチ，包帯，ハサミ，水，タオル

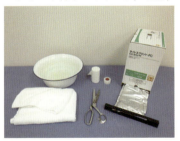

**助手への指示** 仰臥位の場合は助手2人が望ましく，1人が下腿とつま先を支持し，1人がスプリント材の両端を近位へ引いて踵に密着させます．伏臥位では垂直に立てた下腿が揺れないように，つま先を保持します．座位でもスプリント材の両端を近位へ引きますが，患者が代わりに引いてくれるなら助手は不要です．

**注意** 足板部分の横幅が広いと，果部の内外側からの密着が低下します．果部の密着が重要なので，果部の包帯は念入りに巻きます．下腿U字シーネの内側部は脛骨に接する方がよいので，包帯を巻くうちに後方にズレることがないよう注意します．尖足防止のため，十分硬化するまで手か砂嚢で良肢位を保持します．

## 2 完成イメージ

### 1 出来上がり

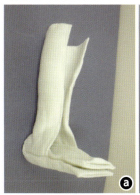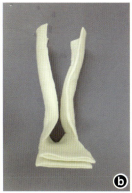

二つ折りにした足板が下腿U字シーネをはさむことで一体化します．両者間にフェルトパッドが介在するので，強固な接着ではありません．足板部分の横幅が広いと，果部の内外側からの密着が低下します．

### 2 出来上がり（装着）

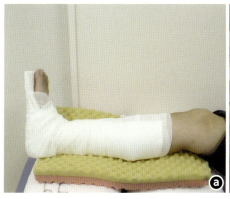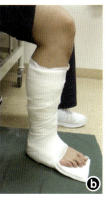

写真は足部まで包帯を巻きましたが，足部に包帯を巻かずに下腿のみに巻くと，足関節の背屈が若干ですが可能になります．

## 3 実際の手技

### 1 患者の体位（仰臥位）

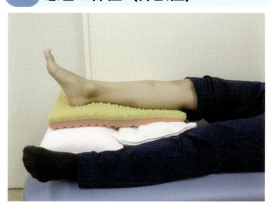

患者が痛みや合併損傷のために体動困難であれば，仰臥位をとらせます．下腿は高さ15〜20 cm程度の枕か，畳んだ毛布などの上に置きます．

仰臥位の場合は，助手が2人必要です．

## 2 患者の体位（伏臥位）

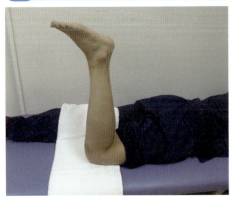

　助手2人を確保できない場合は，伏臥位を考慮します．患者を伏臥位とし，膝関節屈曲90°で下腿を垂直に立てさせます．患者が下腿の肢位を保てるならば助手は不要，保てないならば患者のつま先を保持する助手が1人必要です．

## 3 患者の体位（座位）

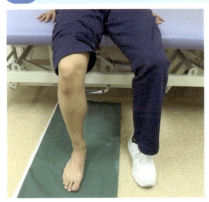

　患者が座位をとれて，足底接地が可能（すなわち足関節背屈2〜3°が可能）ならば，助手は不要です．その際，患者にスプリント材の両端を両手でつまんでもらいます．しかし，患者の協力が得られないならば，スプリント材を保持するために助手が1人必要です．

## 4 患肢の長さを測る

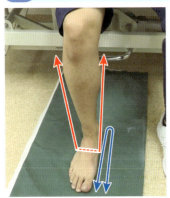

　下腿U字シーネは脛骨近位から足底踵部をまわり，腓骨頭までを計測します（⇔）．痩せた人で腓骨神経麻痺が心配ならば，外側は腓骨頭から5 cm程度短くします．足板は足の長径の2倍です（⇔）．

## 5 スプリント材を仮装着し，長さを確認する

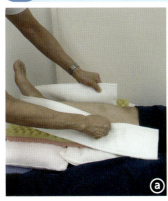 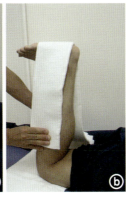 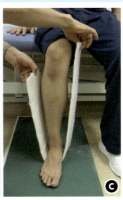

それぞれ仰臥位（ⓐ），伏臥位（ⓑ），座位（ⓒ）です．長すぎる分は切ります．

## 6 スプリント材を水に浸け，絞る

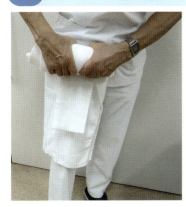

スプリント材を水に浸した後，巻き上げて水を絞り，さらに乾いたタオルとともに巻き上げて水気をとります．

## 7 2枚のスプリント材を連結する

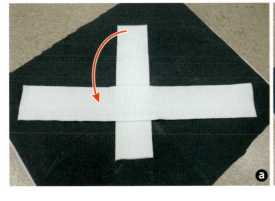 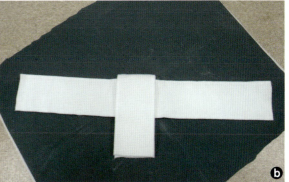

まず足板用スプリント材を置き，その中央を避けて下腿用スプリント材を置き（ⓐ），足板用スプリント材を二つ折りにして下腿用スプリント材をはさみます（ⓑ）．

## 8 より強固な外固定を作る場合

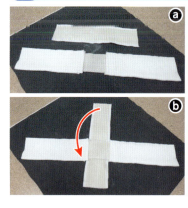
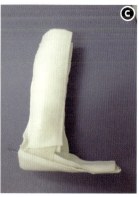

下腿用スプリント材の中央部分で，足板用スプリント材の横幅分のフェルトパッドを切除します．足板用スプリント材では，片面のフェルトパッドを除去します（ⓐ）．水に浸け，絞ってから両者を連結すると（ⓑ），芯材同士が接着してより強固な外固定になります（ⓒ）．

## 9 スプリント材を装着する（仰臥位）

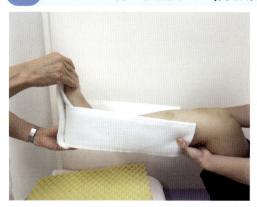

仰臥位の場合は，助手が2人必要です．1人は患者の足に足板用スプリント材を密着させて保持しながら，足関節の角度を一定に保ちます．もう1人は患者の下腿と下腿用スプリント材を保持しながら，下腿用スプリント材の両端を近位方向へ引っ張って踵に密着させます．

## 10 スプリント材を装着する（伏臥位）

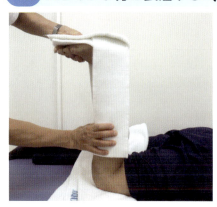

伏臥位の場合は，助手は片手で患者のつま先と足板用スプリント材を保持し，もう一方の手で下腿用スプリント材を保持します．この際，足関節の角度を一定に保ちます．

患者が下腿の肢位を保てるならば，助手は不要です．

## 11 スプリント材を装着する（座位）

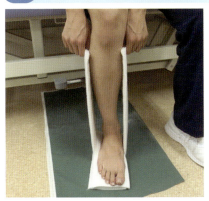

座位の場合は，足底を接地させ，足関節を背屈2〜3°にします．患者に下腿用スプリント材の両端を両手でつまんで近位方向へ引っ張ってもらいます．しかし，患者の協力が得られないならば，下腿用スプリント材を保持するために助手が1人必要です．

## 12 包帯を巻く

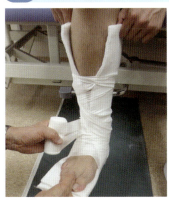

このシーネは果部の密着が重要なので，足関節部の包帯はきつく念入りに巻きます．下腿部分では包帯を巻く方向にシーネがズレやすいので注意します．したがって，シーネ内側部の脛骨への接触を保つには，包帯を外旋方向に巻くのがよいです（写真は内旋方向に巻いています）．前足部の包帯は必須ではなく，巻かなければ若干の足関節背屈が可能です．

## 13 足関節の角度に注意して硬化を待つ

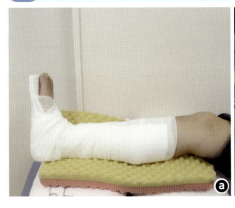
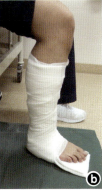

仰臥位の場合は，患肢を枕の上に置き，シーネの硬化まで足関節を保持します．

座位の場合は，足底を床に置きます．足関節が背屈2〜3°になるように足の位置を調節します．この際，下腿が内側や外側に傾かないよう注意します．この体勢をシーネ硬化まで維持します．

第2章 各論

## §4 基本的なギプス作成法

# 1 ギプス巻きの基本

## 1 手技のまとめ

| 特徴 | ギプスは，包帯状のキャスティングテープで身体を何周も巻いてから硬化した，身体の全周を包み込む円筒状の外固定です．一般にシーネよりも固定性がよく，患者が勝手に外すことができません．一方で，ギプスは外すのに手間がかかるので，処置を要する傷や手術創，悪化が予想される腫脹がある場合はシーネの方がよいです． |

| 適応 | 安静・安定を要する四肢 |

| 用意するもの | キャスティングテープ，ストッキネット，下巻き綿，手袋，水，ガーゼ（巻き終わりの剥がれ防止に），ギプス用ハサミ（トリミングする場合） |

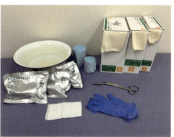

| 助手への指示 | ギプス表面に触れる場合は，助手も手袋をはめます．硬化前のギプスを支持するときは，支持した部分が手の形に凹まないように，こまめに手の位置を変えます． |

| 注意 | キャスティングテープは伸縮性がありますが，強く引いて巻くとキツすぎるギプスになるので，ロール状のキャスティングテープをできるだけ転がすように巻きます．一般に慣れない人が巻くギプスは必要以上に厚い傾向があり，厚いとモールディングが不十分になりやすいです．ギプスはパイプ状なので，薄くても強度があることに留意して，薄く巻くよう心がけましょう．シーネと異なり，基本的に整形外科医がすべき処置であり，初期研修医だけでギプスを作成するのは好ましくありません． |

## 2 実際の手技

### 1 助手を呼ぶ／患者に適切な姿勢をとらせる

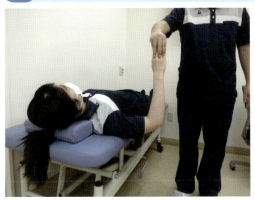

必要な人数の助手を呼びます．ギプスは硬化まで5～10分かかるので，その間患者が疲れずに適切な肢位を維持できる姿勢をとらせます．

### 2 ストッキネットを装着し，下巻き綿を巻く

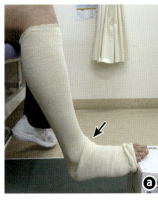
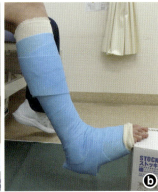

予定する固定範囲よりも両端を2～3cmずつ長くして，ストッキネットを装着します．ストッキネットのサイズはたるむよりもピッタリ密着するぐらいがよいです．関節の屈曲部は，シワにならないよう折り畳みます（ⓐ➡）．

ストッキネットの上に，予定する固定範囲よりも両端を1cmずつ長くして，下巻き綿を巻きます（ⓑ）．ここでも，フワフワよりもピッタリ気味に巻きます．

### 3 キャスティングテープを水に浸け，余分な水を切る

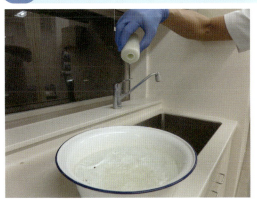

術者は手袋を装着し，キャスティングテープを水に浸けます．ぬるま湯だとギプスの硬化が早くて焦ることになるので，冷水ぐらいがよいです．完全に浸けたらすぐに引き上げ，振って水を切ります．絞ってもよいですが，キャスティングテープが歪んで巻きにくくなりますので，筆者は絞らずにそのまま巻いています．

## 4 キャスティングテープを遠位から巻き始める

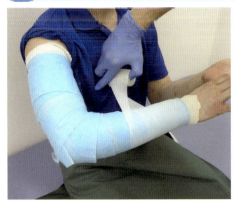

キャスティングテープを巻き始めます．遠位から近位に向けて巻く方が巻きやすいです．

下層のキャスティングテープに，幅の2/3〜1/3が重なるように巻き進めます．また，キャスティングテープは面で下層に密着するように巻きます．キャスティングテープは伸縮性がありますが，強く引いて巻くとキツすぎるギプスになるので，引くのは面で下層に密着する最低限とし，できるだけ転がすように巻きます．

## 5 全長をすばやく巻き，巻き重ねていく

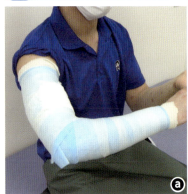
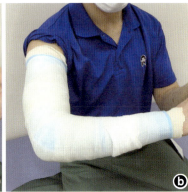

キャスティングテープを2巻以上使う場合は，1巻目で全長を薄く巻き（ⓐ），2巻目以降も全長を巻いて必要強度まで重ね巻き（ⓑ）する方が，丈夫に巻けます．

## 6 折り返し/巻き終わり

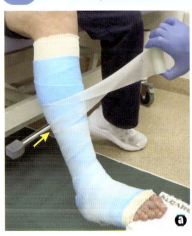
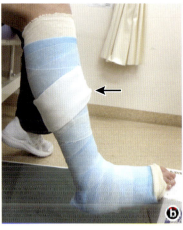

固定する部位の近位と遠位で太さに差がある場合，キャスティングテープを面で密着するように巻くと，キャスティングテープが徐々に近位方向に進もうとします．口径差が小さい場合はキャスティングテープの伸縮性を利用して方向を修正できますが，大きい場合は修正し切れずに面で密着しなくなります．その場合は折り返しを入れて，キャスティングテープの進む方向を遠位側へ戻すことで密着させます（ⓐ ➡）．

巻き終わったら，キャスティングテープの端に1枚のガーゼを1/6程度に切って貼ると（➡），キャスティングテープが剥がれてこないので，モールディングに専念できます（ⓑ）．

## 7 モールディングする

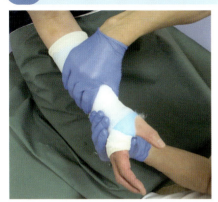

体表の形状に合わせて、ギプスの形状を整えます。手と前腕遠位は扁平に、下腿の近位端は後方を平らにします。

## 8 必要ならばトリミングする

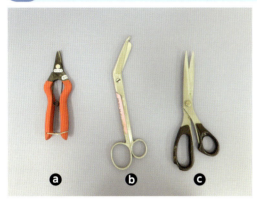

ギプスの縁が長すぎて障害になりそうな場合、ギプスの硬化前ならばギプス用ハサミ（❺）で切ることができます。硬化が始まったら、完全硬化まで10〜15分待ってから電動ギプスカッターで切ります（不完全硬化のギプスに電動カッターを当てると、発熱して切れません）。

また、医療用ではありませんが、採果ハサミ（❹）（ホームセンターで購入できます）は硬化後のギプスの細かいトリミングに重宝します。普通のハサミ（❻）はストッキネットや包帯を切るのにはよいですが、装着後のギプスのトリミングに使うのは危険です。

## 9 ストッキネットを折り返し，テープで固定する

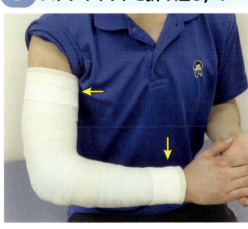

ストッキネットを折り返して、幅広のテープで留めます（→）。

第2章 各論

§4 基本的なギプス作成法

# 2 長上肢ギプス

movie 15

## 1 手技のまとめ

| 特徴 | 上腕～前腕（または手）を固定するギプスです．上腕骨遠位端および肘関節（手まで固定すれば前腕も）の安静が得られます． |

| 適応 | 上腕骨顆上骨折，上腕骨顆部骨折，肘頭骨折，肘関節捻挫，肘関節脱臼後の安静（手まで固定すれば橈骨頭骨折，前腕骨幹部骨折も適応となります） |

| 用意するもの | キャスティングテープ，ストッキネット，下巻き綿，手袋，水，ガーゼ（巻き終わりの剥がれ防止に），ギプス用ハサミ（トリミングする場合） |

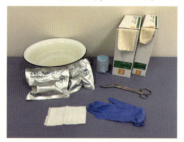

| 助手への指示 | 骨折などで患者が患肢を固定肢位で維持できない場合は，患者の手を持って介助します． |

| 注意 | 上腕骨骨幹部骨折には上腕U字シーネ（第2章§2-4「上腕U字シーネ」参照）の方がよいです．肘関節内側を圧迫すると，尺骨神経麻痺の恐れがあります．ギプス装着後に患部の腫脹が増強すると循環障害が発生するので，患肢の高挙や指の運動などの腫脹防止策を患者に指示します．基本的に整形外科医がすべき処置であり，初期研修医だけでギプスを作成するのは好ましくありません． |

## 2 完成イメージ

### 1 出来上がり（装着）

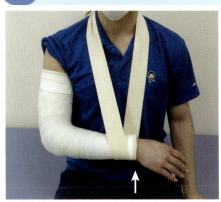

上腕骨の固定性のためには上腕部分をできるだけ長くしますが，腋窩近くまでが限度なので，上腕骨の固定性はあまりよくないです．

前腕までの固定の場合，遠位端が茎状突起よりも長いと，手関節の動きで食い込んで痛いです（⇨）．

首からの下垂は，三角巾よりもカラーカフがよいです．

## 3 実際の手技

### 1 患者に肢位をとらせる

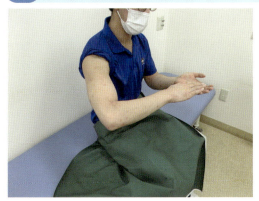

肘関節屈曲90°，前腕回内外中間位で患者自身に患肢の手を支持させます．

骨折などで患者が患肢を固定肢位で維持できない場合は，助手が患者の手を持って介助します．

### 2 ストッキネットを装着し，下巻き綿を巻く

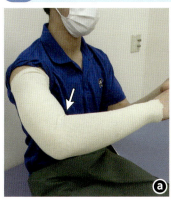
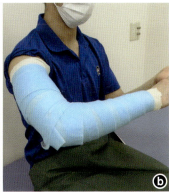

予定する固定範囲よりも両端を2〜3 cmずつ長くして，ストッキネットを装着します．サイズはたるむよりもピッタリ密着するぐらいがよいです．関節の屈曲部は，シワにならないよう折り畳みます（ⓐ⇨）．

ストッキネットの上に，予定する固定範囲よりも両端を1 cmずつ長くして，下巻き綿を巻きます（ⓑ）．ここでも，フワフワよりもピッタリ気味に巻きます．

### 3 キャスティングテープを水に浸け，余分な水を切る

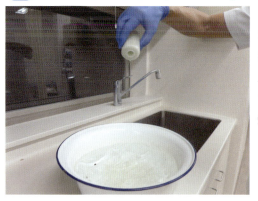

術者は手袋を装着し，キャスティングテープを水に浸けます．ぬるま湯だとギプスの硬化が早くて焦ることになるので，冷水ぐらいがよいです．完全に浸けたらすぐに引き上げ，振って水を切ります．キャスティングテープを絞ってもよいですが，円筒形が歪んで巻きにくくなりますので，筆者は絞らずにそのまま巻いています．

### 4 キャスティングテープを遠位から巻き始める

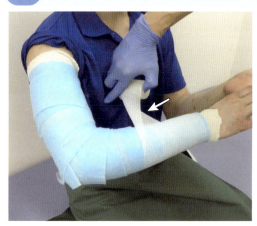

キャスティングテープを遠位から巻き始めます．キャスティングテープを面で密着させるために必要ならば，適宜折り返し（⇨）を入れます．

### 5 1巻目は肘頭部を飛ばして，全長をすばやく巻く

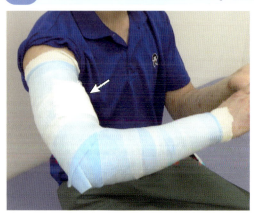

肘頭部は2巻目で巻くので，1巻目では巻かずに飛ばし，上腕まで巻き切ります．1巻目の巻き終わりには，切ったガーゼを貼り付けます（⇨）．

## 6 肘頭部に短いシーネを当てて，上から巻き込む

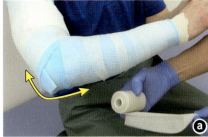
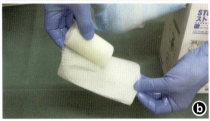
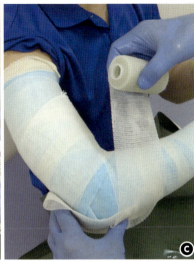

肘頭部の巻かなかった部分よりも少し長い範囲（ⓐ ⟷）に合わせて，2巻目の最初の部分で3〜4重の短いシーネを作り，残りのロールは向きを90°変えておきます（ⓑ）．これらを作ってから水に浸けます．

2巻目で作ったシーネ部分を肘頭部に当て，ロール部分で上から巻き込みます（ⓒ）．残ったロールで全長を巻き重ねます．

## 7 2巻目を巻き切ったらモールディングする

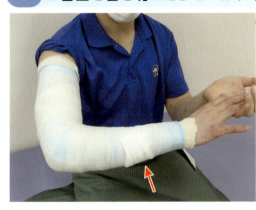

2巻目を巻き切ったら，巻き終わりに切ったガーゼを貼り付けます（→）．この後，前腕遠位は扁平にモールディングします．

## 8 ストッキネットを折り返し，テープで固定する

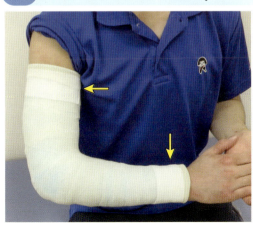

ストッキネットを折り返して，幅広のテープで留めます（⇒）．

第2章 各論

§4 基本的なギプス作成法

# 3 前腕ギプス

movie 16

## 1 手技のまとめ

| 特徴 | 前腕〜手を固定するギプスです．前腕遠位端，手関節および手根骨の安静が得られます．上手く作れば握ってつまめますし，書字できることもあります． |
| --- | --- |
| 適応 | 橈骨遠位端骨折，手関節捻挫，手根骨の脱臼や骨折 |
| 用意するもの | キャスティングテープ，ストッキネット，下巻き綿，手袋，水，ガーゼ（巻き終わりの剥がれ防止に），ギプス用ハサミ（トリミングする場合） |

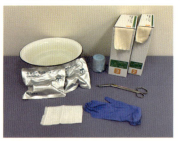

| 助手への指示 | 骨折などで患者が患肢を固定肢位で維持できない場合は，患者の手を持って介助します． |
| --- | --- |
| 注意 | ギプス装着後に患部の腫脹が増強すると循環障害が発生するので，患肢の高挙や指の運動などの腫脹防止策を患者に指示します．シーネと異なり，基本的に整形外科医がすべき処置であり，初期研修医だけでギプスを作成するのは好ましくありません． |

## 2 完成イメージ

### 1 出来上がり（装着）

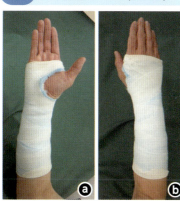
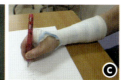

　前腕遠位～手を扁平にモールディングします．手部を丁寧にモールディングすれば，母指球を完全に露出しても手の固定性は低下しません．ギプスの掌側遠位端は遠位手掌皮線までとして，MP関節が屈曲できるようにします（ⓐ）．背側遠位端は手背を長く覆います（ⓑ）．手関節は中等度背屈位にすると，手指の機能が良好です．

　上手く作ればギプス装着のままで，握ってつまめて字が書けます（ⓒ）．

## 3 実際の手技

### 1 患者に肢位をとらせ，ストッキネットを装着する

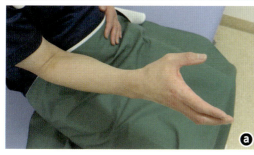
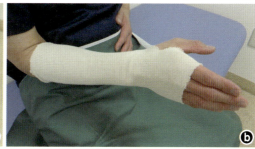

肘を体幹につけて安定させ，握手をしようと差し出すときの手の形をとらせます（ⓐ）．
予定する固定範囲よりも両端を2～3 cmずつ長くして，ストッキネットを装着します（ⓑ）．

### 2 下巻き綿を巻く

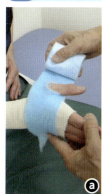
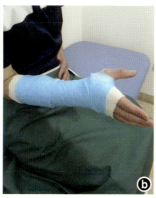

　下巻き綿に穴を開けて母指を通すと，下巻き綿を引っ張ってもズレないので巻きやすいです（ⓐ）．

　予定する固定範囲よりも両端を1 cmずつ長くして，下巻き綿を巻きます．ここでも，フワフワよりもピッタリ気味に巻きます（ⓑ）．

## 3 キャスティングテープを水に浸け，余分な水を切る

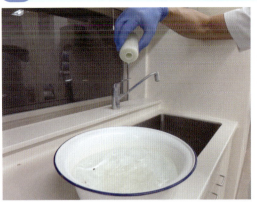

術者は手袋を装着し，キャスティングテープを水に浸けます．ぬるま湯だとギプスの硬化が早くて焦ることになるので，冷水ぐらいがよいです．完全に浸けたらすぐに引き上げ，振って水を切ります．キャスティングテープを絞ってもよいですが，円筒形が歪んで巻きにくくなりますので，筆者は絞らずにそのまま巻いています．

## 4 キャスティングテープを遠位から巻き始める

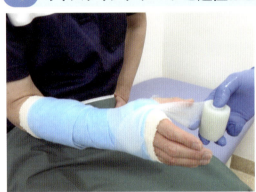

巻き始めは母指を避けて，手関節部と手部を交互に巻きます．この際，手背部は長く（中手骨頭を覆う），手掌部は短く（遠位手掌皮線を越えない）します．

母指〜示指間はキャスティングテープをアコーディオンのように4〜6折にして横幅を狭くしますが，同時に半回転捻ると，元の幅に戻りにくいです．

## 5 近位まで巻き切る

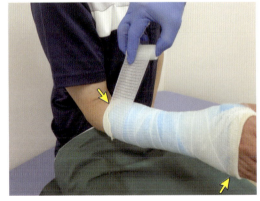

手関節部と手部をそれぞれ3周したら，前腕部分を近位に向かって巻いていきます．キャスティングテープを面で密着させるために必要ならば，適宜折り返しを入れます．

写真ではストッキネットを折り返してからその上をキャスティングテープで巻きましたが（⇒），必須の手技ではありません．キャスティングテープを巻き終わってから，ストッキネットを折り返してテープで留める方法で構いません．

## 6 モールディングする

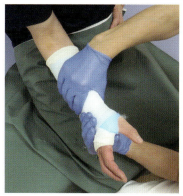

前腕遠位〜手を掌側と背側から押して，扁平にモールディングします．内外側からは押さないこと（全周性に圧迫することになり，ギプスがキツくなります）．

## 7 完全硬化の前に，母指球部を切除する

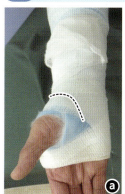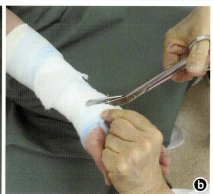

ギプスが完全に硬化する前に，モールディングの手を外し手袋を脱いで，ギプス用ハサミ母指球部の周囲を切除します（ⓐ------）．これにより，母指球は完全に露出します．

## 8 硬化までモールディングを継続する

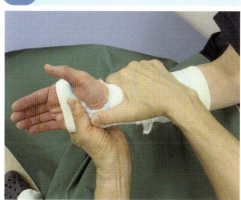

モールディングを再開し，完全に硬化するまで継続します．手の固定性には中手骨頭部〜小指球部の圧迫が重要です．手関節部を掌側と背側から圧迫すると，内外側に広がるので腫脹軽減に有利です．

第2章 各論

§4 基本的なギプス作成法

# 4 下腿ギプス

movie 17

## 1 手技のまとめ

| 特徴 | 下腿〜足を固定するギプスです．下腿遠位端，足関節および足の安静が得られます． |
|---|---|
| 適応 | 下腿遠位端の骨折，足関節骨折，足部の骨折，アキレス腱断裂，足関節捻挫 |
| 用意するもの | キャスティングテープ，ストッキネット，下巻き綿，手袋，水，ガーゼ（巻き終わりの剥がれ防止に），ギプス用ハサミ（トリミングする場合） |

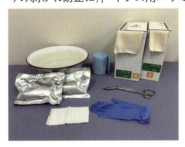

| 助手への指示 | 目的とする足関節の肢位を保ちます．ギプスを支持する場合は，支持した部分が凹まないように，こまめに手の位置を変えます． |
|---|---|
| 注意 | 脛骨骨幹部骨折に用いないこと（大腿までの固定が必要です）．腓骨頭を圧迫すると腓骨神経麻痺，踵骨後方を圧迫すると同部の皮膚壊死の恐れがあります．また，ギプス装着後に患部の腫脹が増強すると循環障害が発生するので，患肢の高挙や足指の運動などの腫脹防止策を患者に指示します．シーネと異なり，基本的に整形外科医がすべき処置であり，初期研修医だけでギプスを作成するのは好ましくありません． |

## 2 完成イメージ

### 1 出来上がり（装着）

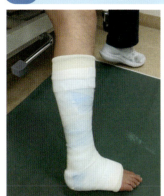

　近位は固定性重視なら腓骨頭まで，痩せた人で腓骨神経麻痺が心配ならば，腓骨頭の隆起の下縁から3cm程度遠位までとします．遠位は足指のMP関節の背屈を妨げない長さとします．

　写真は荷重／歩行を許可するギプスなので，足関節は2〜3°背屈位です．アキレス腱断裂の場合は尖足位にします．

## 3 実際の手技

### 1 患者に肢位をとらせる

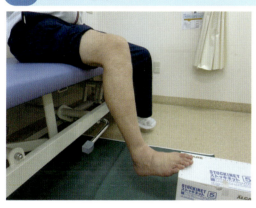

　患者は座位で，つま先をストッキネットの箱などに乗せ，足関節を目的とする肢位にします（通常は背屈2〜3°）．

### 2 ストッキネットを装着し，下巻き綿を巻く

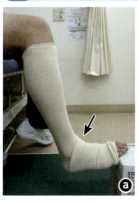
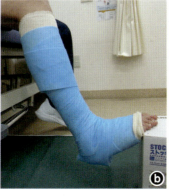

　予定する固定範囲よりも両端を2〜3cmずつ長くして，ストッキネットを装着します．ストッキネットのサイズはたるむよりもピッタリ密着するぐらいがよいです．足関節の屈曲部は，シワにならないよう折り畳みます（ⓐ➡）．

　ストッキネットの上に，予定する固定範囲よりも両端を1cmずつ長くして，下巻き綿を巻きます（ⓑ）．ここでも，フワフワよりもピッタリ気味に巻きます．

## 3 キャスティングテープを水に浸け,余分な水を切る

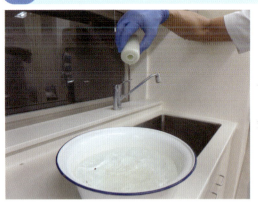

　術者は手袋を装着し,キャスティングテープを水に浸けます.ぬるま湯だとギプスの硬化が早くて焦ることになるので,冷水ぐらいがよいです.完全に浸けたらすぐに引き上げ,振って水を切ります.キャスティングテープを絞ってもよいですが,円筒形が歪んで巻きにくくなりますので,筆者は絞らずにそのまま巻いています.

## 4 キャスティングテープを遠位から巻き始める

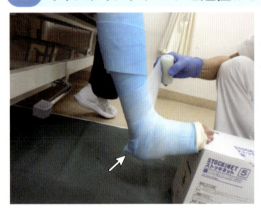

　キャスティングテープを足部から巻き始めます.踵部は2巻目で巻くので,1巻目では巻かずに飛ばし(⇨),下腿を巻いていきます.

## 5 1巻目を近位まで巻き切る

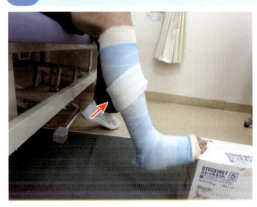

　キャスティングテープが面で密着するように巻きますが,強く引かないと密着しない場合は適宜折り返しを入れ,きつく巻かないようにします.1巻目の巻き終わりには,切ったガーゼを貼り付けます(→).

130　自信をもって正しく巻ける　シーネ・ギプス固定手技

## 6 踵部分に短いシーネを当てて上から巻き込む

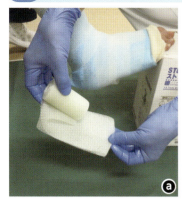
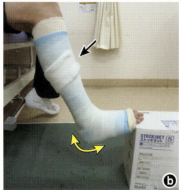

2巻目の最初の部分で3〜4重の短いシーネを作り，残りのロールは向きを90°変えておきます（ⓐ）．これらを作ってから水に浸けます．

水を切り，シーネ部分を踵部に当て（⟷），ロール部分で上から巻き込みます．残ったロールで下腿部分を巻き重ねます．強度が足りなければ3巻目を追加します．キャスティングテープの巻き終わりには，切ったガーゼを貼り付けます（→）（ⓑ）．

## 7 足底を接地させ，硬化を待つ

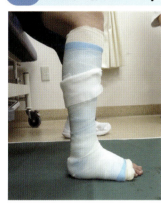

荷重/歩行を許可するギプスならば，早期に足底を接地させ，足関節背屈2〜3°を完全硬化まで維持します．下腿の近位端は後方を平らにモールディングすると，膝屈曲時の食い込みが減ります．

## 8 ストッキネットをテープで固定する

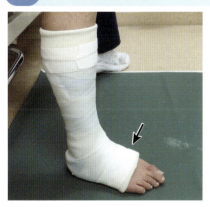

ストッキネットを折り返して，幅広のテープで留めます（→）．

第2章 各論

## §4 基本的なギプス作成法

# 5 ギプスの切り方

movie 18

## 1 手技のまとめ

| 特徴 | ギプスカッターという専用の電動器具を使います．その刃の動きは，回転ではなく振動なので，軟らかいものは切れません．術者が自分の手掌に作動中のギプスカッターの刃を当てて，切れないことを患者に見せて安心させるとよいです． |

| 適応 | ギプス固定が不要になったとき，ギプスを作り替えるとき |

| 用意するもの | ギプスカッター（電動），ギプス用ハサミ，ギプス開排器，紙シートなど |

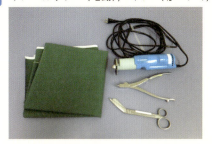

| 助手への指示 | 多くの場合助手は不要ですが，患者が小児で怖がって動く場合は，安全のために助手が患者を押さえます． |

| 注意 | 普通はギプスカッターで皮膚は切れませんが，骨の突起の直上や，ギプスカッターを深く強く皮膚に押しつけた場合は，皮膚に傷がつくことがあります． |

## 2 実際の手技

### 1 飛散対策をする／患者の不安を減らす

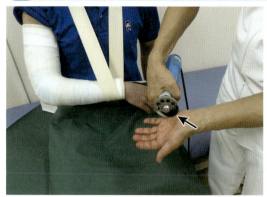

ギプスを切る際にギプスの粉が大量に飛散するので，患者の服や床を汚さないために，紙シートやエプロンで被覆します．

ギプスカッターの刃の動きは回転ではなく振動なので，軟らかいものは切れません．術者が自分の手掌に作動中のギプスカッターの刃を当てて，切れないことを患者に見せて安心させるとよいです（→）．

### 2 切断線を決める

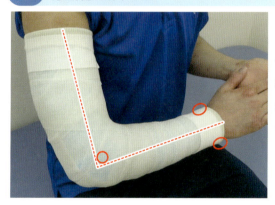

効率よく切断できる切断線を決めます．ギプス上に線を引いてもよいです．肘の前方や足関節の前方などの凹側は切りにくいので避け，側方を切ります．肘の内側上顆と外顆，手関節の茎状突起，膝蓋骨前方，足関節内外果などの骨突出部（○）は，ギプスカッターにより皮膚に傷がつくことがあるので避けます．

### 3 ギプスカッターの持ち方

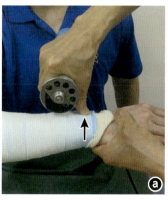 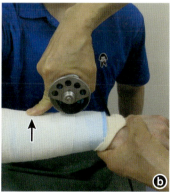

ギプスカッターを持つ手の母指（ⓐ →）か示指（ⓑ →）をギプスに当てます．

133

## 4 押して切る，を移動して繰り返す

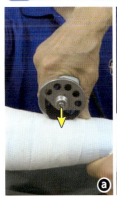
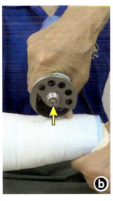
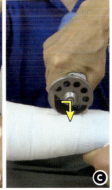

ギプスカッターをギプスに垂直に押し（ⓐ ➡），刃がギプスよりも深く入ったら引きます（ⓑ ➡）．この操作を刃を移動して繰り返し（ⓒ ➡），少しずつ切断部を拡大します．刃がギプスよりも深く入った状態で切りながら移動するのは，皮膚に傷がつく恐れがあるのでやってはいけません．

## 5 発熱したら別部位を切る

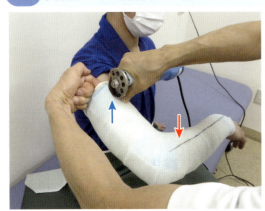

ギプスが厚かったり，ギプスカッターの刃がすり減っていると，刃を押し当ててもなかなか切れず，摩擦熱でやけどするほど熱くなることがあります．ある部位がそうなりかけたら（➡），別部位を切ります（➡）．発熱部の温度が下がってから，切断作業を再開します．

## 6 辺縁ではギプスの下に指を入れる

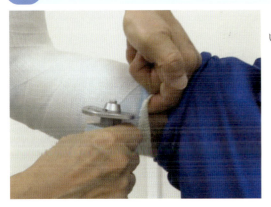

ギプスの端を切る際は，ギプスカッターを持っていない手の指をギプスと皮膚の間に入れ，隙間を作ります．

## 7 ギプス開排器で開き，ギプス用ハサミで切る

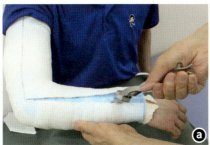 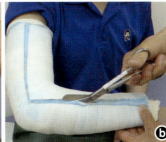

切開部にギプス開排器を差し込み，ギプスの切れ目を広げます（ⓐ）．広げた切れ目にギプス用ハサミを入れて，ストッキネットと下巻き綿を切ります（ⓑ）．

## 8 切ったギプスの再利用（シーネ）

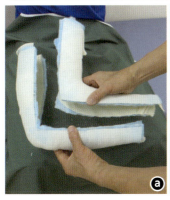 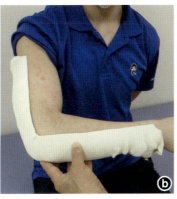 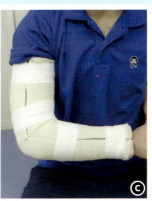

　切ったギプス（ⓐ）が丈夫なら，シーネとして再利用できます．下巻き綿を追加し，大きめのストッキネットをかぶせます．患肢に装着して（ⓑ），包帯で固定します．

　2枚を合わせてバイバルブシーネにすることもできます．この場合は，包帯ではなくテープでも安定します（ⓒ）．

## 9 刃がすり減ったら，90°回転して再装着する

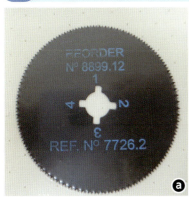 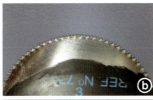 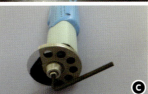

多くのギプスカッターの刃は円盤状です（ⓐ）．刃がすり減って切れが悪くなったら（ⓑ），ナットを外して刃を90°回転して再装着すると（ⓒ），切れが回復します．

### column 橈骨遠位端骨折に前腕シュガートングを勧めない訳

橈骨遠位端骨折の外固定に前腕シュガートングを勧める論文が多いですが,筆者は勧めません.前腕シュガートングは肘の屈伸と前腕の回内外を制限するので,日常生活での患肢の使用がきわめて制限されるからです.また,患者が無理に肘を屈伸すれば,外固定がズレて初期の固定性が失われます.筆者は,橈骨遠位端骨折の外固定には前腕逆シュガートング(第2章§2-7「前腕逆シュガートング」参照)か前腕ギプス(第2章§4-3「前腕ギプス」参照)を勧めます.

### column ギプスやシーネをトリミングするには

採果ハサミが使いやすいのでお試しを.
ホームセンターで売っています(図).

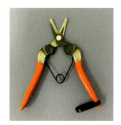

図　採果ハサミ

### column キャスティングテープからシーネを作る方法

フェルトパッド付きスプリント材は簡便ですが,自由度が少ないです.特殊な形状を作りたいときはキャスティングテープを伸ばして重ねて,下巻き綿で覆う方法があります(図).

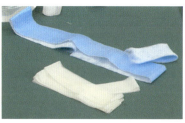 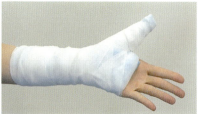

図　サムスパイカシーネ(母指を前腕と固定)

# 索　引

## あ行

| | |
|---|---|
| アームスリング | 12 |
| アキレス腱断裂 | 98, 128 |
| アルミ副子 | 16 |
| 安静を要する上肢の外傷 | 42 |
| 遠位橈尺関節損傷 | 78 |
| 遠位橈尺関節損傷を伴う橈骨遠位端骨折 | 78 |

## か行

| | |
|---|---|
| 角状変形を整復後の四肢の外固定 | 30 |
| 下腿遠位端の骨折 | 128 |
| カラーカフ | 12 |
| 関節脱臼 | 26 |
| ギプス | 11 |
| 距骨の側方脱臼 | 104, 110 |
| クラーメルシーネ | 16 |
| 脛骨顆間隆起骨折 | 88 |
| 脛骨近位端骨折 | 92 |
| 脛骨高原骨折 | 88 |
| 脛骨骨幹部骨折 | 92 |
| 牽引 | 26 |
| 肩関節脱臼 | 46 |
| 骨折による高度変形 | 26 |

## さ行

| | |
|---|---|
| 鎖骨骨折 | 42 |
| 三角巾 | 12 |
| 三点固定 | 30 |
| シーネ | 11 |
| 膝蓋骨骨折 | 88 |
| 膝関節捻挫 | 88 |
| シュガートング | 11 |
| 手関節捻挫 | 66, 72, 124 |
| 手根骨骨折 | 124 |
| 手根骨脱臼 | 66, 72, 124 |
| 上腕骨顆上骨折 | 120 |
| 上腕骨顆部骨折 | 54, 120 |
| 上腕骨頚部骨折 | 46 |
| 上腕骨骨幹部骨折 | 46, 54 |
| 伸縮包帯 | 14, 38 |
| 整復 | 26 |
| 前腕骨幹部骨折 | 60, 120 |
| 装具 | 12 |
| 足関節果部骨折 | 98 |
| 足関節果部骨折の術後外固定 | 104, 110 |
| 足関節骨折 | 128 |
| 足関節脱臼骨折 | 104, 110 |
| 足関節捻挫 | 98, 104, 128 |
| 足部の骨折 | 128 |

## た行

| | |
|---|---|
| 第5中足骨基部骨折 | 104 |
| 大腿骨顆上骨折 | 92 |
| 弾力包帯 | 14, 38 |
| 肘関節脱臼後の安静 | 120 |
| 肘関節捻挫 | 50, 120 |
| 肘頭骨折 | 120 |
| 肘頭骨折の術後安静 | 50 |
| 肘頭骨折の術前待機 | 50 |
| 橈骨遠位端骨折 | 66, 72, 124 |
| 橈骨頭骨折 | 120 |

## な〜や行

| | |
|---|---|
| 熱可塑性スプリント材 | 16 |
| バイバルブシーネ | 11 |
| 非伸縮包帯 | 14 |
| フェルトパッド付きスプリント材 | 14, 34 |
| 包帯 | 14, 38 |
| U字シーネ | 11 |

■著者プロフィール

**高畑　智嗣**（たかはた　さとし）
JAかみつが厚生連　上都賀総合病院　整形外科

　大阪府出身，北海道大学卒業．北海道大学整形外科に入局し，後半は上肢班で学んだ．10年後に大学を離れ，以後15年間北海道社会事業協会帯広病院で2人体制の医長を務めた．赴任中にGuptaの論文を読み，橈骨遠位端骨折の背屈位キャストを始めたことが，キャスト手技上達のきっかけとなった．2003年，JABO研修会で初めて橈骨遠位端骨折の保存療法のハンズオンを担当し，以後この分野で活発に活動．近年は前腕キャストに限らず四肢外固定をテーマとした執筆，講演，ハンズオンを依頼される．帯広後は東京，栃木，兵庫，大阪と移動し，現職に至る．Ender法でも有名．

---

# 自信をもって正しく巻ける シーネ・ギプス固定手技
## 事前準備から完成・患者指示まで、専門医がいなくても迷わずに対応できる！

2024年10月10日　第1刷発行

|  |  |
|---|---|
| 著　者 | 高畑智嗣 |
| 発行人 | 一戸裕子 |
| 発行所 | 株式会社　羊　土　社 |
|  | 〒101-0052 |
|  | 東京都千代田区神田小川町2-5-1 |
|  | TEL　03（5282）1211 |
|  | FAX　03（5282）1212 |
|  | E-mail　eigyo@yodosha.co.jp |
|  | URL　www.yodosha.co.jp/ |
| 印刷所 | 三美印刷株式会社 |

© YODOSHA CO., LTD. 2024
Printed in Japan

ISBN978-4-7581-2421-8

本書に掲載する著作物の複製権，上映権，譲渡権，公衆送信権（送信可能化権を含む）は（株）羊土社が保有します．
本書を無断で複製する行為（コピー，スキャン，デジタルデータ化など）は，著作権法上での限られた例外（「私的使用のための複製」など）を除き禁じられています．研究活動，診療を含み業務上使用する目的で上記の行為を行うことは大学，病院，企業などにおける内部的な利用であっても，私的使用には該当せず，違法です．また私的使用のためであっても，代行業者等の第三者に依頼して上記の行為を行うことは違法となります．

JCOPY 〈(社)出版者著作権管理機構　委託出版物〉
本書の無断複写は著作権法上での例外を除き禁じられています．複写される場合は，そのつど事前に，(社)出版者著作権管理機構（TEL 03-5244-5088，FAX 03-5244-5089，e-mail：info@jcopy.or.jp）の許諾を得てください．

乱丁，落丁，印刷の不具合はお取り替えいたします．小社までご連絡ください．

# 羊土社のオススメ書籍

## 救急・当直必携！
## 頼れる整形外傷ポケットマニュアル

症例で学ぶ、初期診療の基本からコンサルトまで

野田知之／編

診察・画像検査・創処置・整復・外固定など初療の基本から，身体部位ごとの外傷疾患（骨折や脱臼）の知識と治療方針までよくわかる．救急・当直に自信がもてる一冊．

■ 定価4,400円（本体4,000円+税10%） ■ B6変型判 ■ 279頁 ■ ISBN 978-4-7581-2390-7

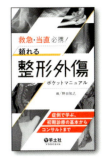

## 豊富な写真でわかる！
## 骨折・脱臼・捻挫　基本手技バイブル

須藤啓広／編

初期診療の指針について，明解な説明に加え，多彩な画像やイラストで視覚的にも理解が進む！全身の50種類以上の整形外傷を網羅した，当直に臨む研修医必携の一冊．

■ 定価5,720円（本体5,200円+税10%） ■ A4判 ■ 270頁 ■ ISBN 978-4-7581-1885-9

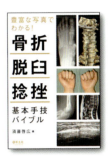

## 救急／プライマリ・ケアの
## 骨折診療スタンダード　原著第4版

仲田和正／監，舩越 拓，吉田英人／監訳，M. Patrice Eiff, Robert L. Hatch／編

あらゆる骨折で非専門医がすべき対応がわかる，骨折診療のバイブル！ 400点以上の画像・解剖図に加え，初期対応などがひと目でわかる一覧表を40種類の骨折で掲載．

■ 定価8,800円（本体8,000円+税10%） ■ B5判 ■ 480頁 ■ ISBN 978-4-7581-2386-0

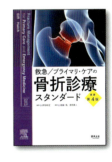

## レジデントノート増刊
## 骨折を救急で見逃さない！

難易度別の症例画像で上がる診断力

小淵岳恒／著

見逃しがちな骨折症例と画像を多数収録し，診断の難易度別に解説！読影ポイントが効率よくわかる！また，非整形外科医が知っておきたい適切な初期対応も合わせて身につく！

■ 定価5,170円（本体4,700円+税10%） ■ B5判 ■ 271頁 ■ ISBN 978-4-7581-1639-8

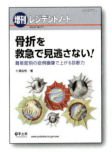

---

発行　羊土社 YODOSHA　〒101-0052 東京都千代田区神田小川町2-5-1　TEL 03(5282)1211　FAX 03(5282)1212
E-mail：eigyo@yodosha.co.jp
URL：www.yodosha.co.jp/

ご注文は最寄りの書店，または小社営業部まで

# 羊土社のオススメ書籍

## 医師1年目からの 酸素療法と呼吸管理
### この1冊でしっかりわかる！

機器の使い分けやインシデント対応など、
臨床でやるべきこと・知っておくべき知識を網羅

大村和也／著

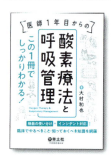

酸素療法を中心に、NPPVや人工呼吸器まで、呼吸療法を基本からやさしく教えます！機器ごとの使い分けや設定の違いなど、現場で必ず知っておきたい知識やコツが満載です

■ 定価4,620円（本体4,200円＋税10%）　■ A5判　■ 272頁　■ ISBN 978-4-7581-2415-7

## 医師1年目からの
## わかる、できる！栄養療法

患者にあわせた投与ルートや輸液・栄養剤の選択など、
根拠をもって実践するためのキホン

栗山とよ子／著

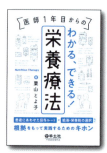

投与経路の決定、栄養剤・輸液の組立て方、段階的な増減量など症例をまじえ解説．なぜそうするか？どう実践するか？がわかれば自信をもってできる！臨床でまず読むべき1冊

■ 定価3,960円（本体3,600円＋税10%）　■ A5判　■ 264頁　■ ISBN 978-4-7581-0913-0

## まとめ抗菌薬

表とリストで一覧・比較できる、特徴と使い方

山口浩樹／著，佐藤弘明／編

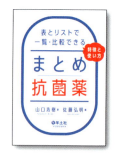

人気X（旧Twitter）アカウント「新米ID」を運営する著者と、ヒットメーカー佐藤弘明先生がタッグを組んだ、要点がひと目でわかる抗菌薬の入門書！

■ 定価3,960円（本体3,600円＋税10%）　■ A5判　■ 302頁　■ ISBN 978-4-7581-2413-3

## レジデントのための心不全道場

齋藤秀輝，髙麗謙吾／編

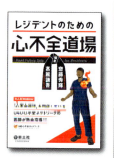

大好評のwebinar「心不全道場」の講師陣が、現場で使える知識やコツを熱くやさしく丁寧に教えます！初期研修医をはじめ、心不全を学び始めたい方必携の一冊！

■ 定価4,950円（本体4,500円＋税10%）　■ A5判　■ 215頁　■ ISBN 978-4-7581-1302-1

---

発行　羊土社 YODOSHA　〒101-0052 東京都千代田区神田小川町2-5-1　TEL 03(5282)1211　FAX 03(5282)1212
E-mail：eigyo@yodosha.co.jp
URL：www.yodosha.co.jp/

ご注文は最寄りの書店、または小社営業部まで

# 羊土社のオススメ書籍

## 僕らはまだ、臨床研究論文の本当の読み方を知らない。

論文をどう読んでどう考えるか

後藤匡啓／著，長谷川耕平／監

論文を読むのに苦労している人は多い．読み方を教わらないのに，正しく解釈することを求められるから．本書は「どこまで理解して読めばいいのか？」の道筋を示した本です．

- 定価3,960円（本体3,600円+税10％）　■ A5判　■ 310頁　■ ISBN 978-4-7581-2373-0

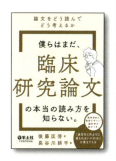

## そうだったのか！実臨床で必要な輸液の考え方

症例で学ぶ　患者に応じた体液・電解質管理

西﨑祐史，長浜正彦／編

目の前の患者に必要な輸液が今度こそわかる！外来・病棟で本当に輸液を使いこなすために必要な情報を，症例を交え解説．輸液"だけ"ではない輸液の本．

- 定価4,400円（本体4,000円+税10％）　■ A5判　■ 253頁　■ ISBN 978-4-7581-2405-8

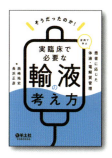

## ひと目で見抜く！ERの一発診断

熟練救急医が伝授！知っているだけですぐに動ける、見た目・画像・心電図などの診断の決め手

西川佳友／編

救急外来でよく出会う『一発診断』症例を集めました！症状から見出すキーワード，注目すべき所見等，熟練救急医が診断ポイントを伝授．初期対応や入院・帰宅の判断もわかる！

- 定価4,620円（本体4,200円+税10％）　■ B5判　■ 188頁　■ ISBN 978-4-7581-2400-3

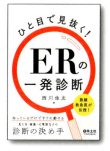

## あの研修医はすごい！と思わせる症例プレゼン

ニーズに合わせた「伝わる」プレゼンテーション

松尾貴公，水野篤／著

勝負はプレゼンの前に決まっている!?患者の情報収集から，状況に応じた内容・順番などアウトプットまでの過程をわかりやすく解説．臨床に出るならまず読むべき1冊

- 定価3,520円（本体3,200円+税10％）　■ A5判　■ 207頁　■ ISBN 978-4-7581-1850-7

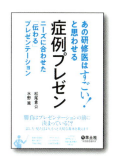

発行　羊土社 YODOSHA　〒101-0052 東京都千代田区神田小川町2-5-1　TEL 03(5282)1211　FAX 03(5282)1212
E-mail：eigyo@yodosha.co.jp
URL：www.yodosha.co.jp/

ご注文は最寄りの書店，または小社営業部まで

# 羊土社のオススメ書籍

## シンプルにわかる 外科初期研修ハンドブック

窪田忠夫／編

外科初期研修をスムーズに過ごす必須知識を凝縮した必携書！研修の前準備からベッドサイドや病棟での動き方，外科手術の基礎知識など知りたいことがすぐに探せる！

■ 定価4,180円（本体3,800円＋税10%）　■ B6変型判　■ 296頁　■ ISBN 978-4-7581-0586-6

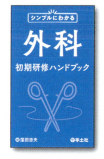

## シンプルにわかる 循環器内科研修ハンドブック

池田隆徳／編

循環器内科研修に必須の内容をハンディサイズに収載．診療の基本知識を学べるパートとcase studyのパートがあり，重要ポイントを一通り確認でき現場で役立つ！

■ 定価4,180円（本体3,800円＋税10%）　■ B6変型判　■ 312頁　■ ISBN 978-4-7581-0585-9

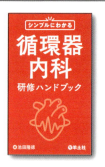

## 研修医になったら必ずこの手技を身につけてください。改訂版
消毒、注射、穿刺、小外科、気道管理、鎮静、エコーなどの方法を解剖とあわせて教えます

森本康裕／編

初期研修で必ず役立つ一冊！消毒，注射，採血，穿刺，気道管理，小外科，エコー，除細動などの，まず身につけたい手技について，現場のコツをしっかり解説!

■ 定価4,180円（本体3,800円＋税10%）　■ B5判　■ 255頁　■ ISBN 978-4-7581-2389-1

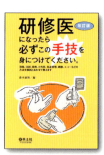

## 研修医のための内科診療ことはじめ 救急・病棟リファレンス

塩尻俊明／監，杉田陽一郎／著

研修医に向け内科診療の重要テーマ184項目をフルカラーで解説！病態生理や解剖から診断・治療までわかりやすく，よく使う薬剤や検査についてもフォローした手厚い1冊．

■ 定価7,920円（本体7,200円＋税10%）　■ A5判　■ 888頁　■ ISBN 978-4-7581-2385-3

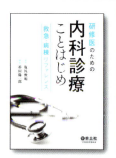

発行　羊土社 YODOSHA　〒101-0052 東京都千代田区神田小川町2-5-1　TEL 03(5282)1211　FAX 03(5282)1212
E-mail：eigyo@yodosha.co.jp
URL：www.yodosha.co.jp/　ご注文は最寄りの書店，または小社営業部まで

# 羊土社のオススメ書籍

## 救急外来ドリル
熱血指導!「ニガテ症候」を解決するエキスパートの思考回路を身につける

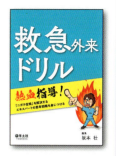

坂本 壮／編

腹痛, 頭痛, マイナーエマージェンシーまで, 研修医が苦手な症候をエキスパートが症例問題として出題! 実臨床の流れに沿った解説で, 必要な思考回路を身につけよう!

■ 定価4,400円(本体4,000円+税10%) ■ B5判 ■ 264頁 ■ ISBN 978-4-7581-2376-1

## 循環器薬ドリル
薬剤選択と投与後のフォローも身につく症例問題集

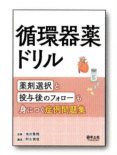

池田隆徳／監, 阿古潤哉／編

基本の処方パターンを徹底トレーニング！症例問題を解きながら, 目の前の患者さんに適した薬剤選択, 経過に合わせた変更・中止など, 臨床に直結する考え方も自然と身につく

■ 定価4,950円(本体4,500円+税10%) ■ B5判 ■ 248頁 ■ ISBN 978-4-7581-0764-8

## 循環器の検査 基本とドリル
心電図・心エコーなどの適切な検査の選び方・考え方

池田隆徳／監, 阿古潤哉／編

心電図や心エコー, カテーテル検査など, 循環器診療で使う「検査」の選び方や組み合わせ方, 結果の考え方を研修医向けに解説！「循環器薬ドリル」とあわせて読みたい1冊.

■ 定価4,950円(本体4,500円+税10%) ■ B5判 ■ 272頁 ■ ISBN 978-4-7581-2411-9

## 小児薬ドリル
小児ならではの悩みを解決！
治療薬の必要性、用量・用法、禁忌がわかる！

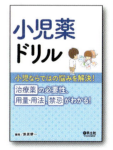

鉄原健一／編

よく出会う症例をもとにした問題を解くことで適切な小児薬の選び方, 使い方, 禁忌がわかる問題集. 薬が必要か否かの判断を養い, 治療戦略を考える力も身につく！

■ 定価4,950円(本体4,500円+税10%) ■ B5判 ■ 326頁 ■ ISBN 978-4-7581-2409-6

---

発行 羊土社 YODOSHA
〒101-0052 東京都千代田区神田小川町2-5-1　TEL 03(5282)1211　FAX 03(5282)1212
E-mail：eigyo@yodosha.co.jp
URL：www.yodosha.co.jp/

ご注文は最寄りの書店, または小社営業部まで

# 羊土社のオススメ書籍

## 医師のための処方に役立つ薬理学
診療が変わる!薬の考え方と使い方

笹栗俊之／著

「薬理学」は日常診療にもっと使える！薬物相互作用・モニタリング・副作用などの「処方・診療に必須の知識」がポイントで理解できる，処方に携わる全医師におすすめの1冊．

■ 定価4,400円（本体4,000円＋税10%）　■ A5判　■ 414頁　■ ISBN 978-4-7581-2417-1

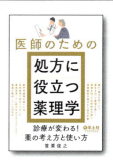

## 病棟指示と頻用薬の使い方　決定版
持参薬対応や病棟でのマイナートラブル対処まで、意外と教わらない一生使える知識の詰め合わせ

松原知康，宮﨑紀樹／編

歴代No.1のレジデントノートの「病棟指示」の特集が超パワーアップ！　最適な指示のための考え方から，その後のDr.Callまで病棟業務の勘所がこの1冊で！

■ 定価4,950円（本体4,500円＋税10%）　■ B5判　■ 296頁　■ ISBN 978-4-7581-2397-6

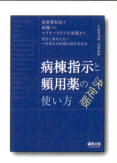

## すべての臨床医が知っておきたい IBDの診かた
病態・重症度・患者背景から見極める、適切な治療選択

仲瀬裕志／著

薬剤の種類が多い，病態が多様など悩ましいIBD．病態・疾患活動性と結びつけ治療を考えられるよう最新知見もふまえ解説．合併症や高齢・小児でおさえるべきこともわかる！

■ 定価5,500円（本体5,000円＋税10%）　■ A5判　■ 220頁　■ ISBN 978-4-7581-1080-8

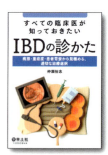

## すべての臨床医が知っておきたい 便秘の診かた
「とりあえず下剤」から卒業する！患者に合わせた診断と治療がわかる

中島　淳／編

あらゆる科で遭遇する「便秘」の診断・治療のアルゴリズムを解説．多様化する便秘薬の使い分けと処方例も紹介．心血管イベントやCKDなど他疾患との注意点もよくわかる！

■ 定価4,400円（本体4,000円＋税10%）　■ A5判　■ 261頁　■ ISBN 978-4-7581-2391-4

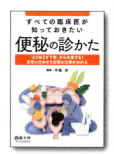

発行　羊土社 YODOSHA
〒101-0052 東京都千代田区神田小川町2-5-1　TEL 03(5282)1211　FAX 03(5282)1212
E-mail : eigyo@yodosha.co.jp
URL : www.yodosha.co.jp/
ご注文は最寄りの書店，または小社営業部まで